急诊超声检查入门手册

U0333281

主 编◎张 轶 李慎义

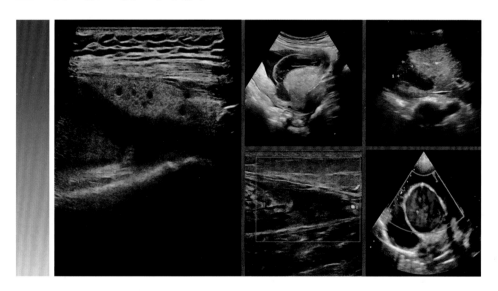

科学技术文献出版社

SCIENTIFIC AND TECHNICAL DOCUMENTATION PRESS

·北京·

图书在版编目（CIP）数据

急诊超声检查入门手册 / 张轶，李慎义主编 . —北京：科学技术文献出版社，2023.9
ISBN 978-7-5235-0716-2

Ⅰ . ①急… Ⅱ . ①张… ②李… Ⅲ . ①超声波诊断—手册 Ⅳ . ① R445.1–62

中国国家版本馆 CIP 数据核字（2023）第 168703 号

急诊超声检查入门手册

策划编辑：张　蓉　　责任编辑：张　蓉　　责任校对：张吲哚　　责任出版：张志平

出　版　者　科学技术文献出版社
地　　　址　北京市复兴路15号　邮编　100038
编　务　部　（010）58882938，58882087（传真）
发　行　部　（010）58882868，58882870（传真）
邮　购　部　（010）58882873
官 方 网 址　www.stdp.com.cn
发　行　者　科学技术文献出版社发行　全国各地新华书店经销
印　刷　者　北京地大彩印有限公司
版　　　次　2023年9月第1版　2023年9月第1次印刷
开　　　本　787×1092　1/16
字　　　数　216千
印　　　张　10.25
书　　　号　ISBN 978-7-5235-0716-2
定　　　价　108.00元

主审简介

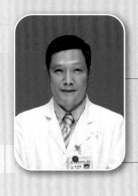

刘明辉，教授，一级主任医师，中南大学湘雅二医院超声诊断科主任、国家重点影像专科副主任

学术任职

中国医师协会毕业后医学教育超声医学科专业委员会副主任委员，中国医师协会超声医师分会副会长，湖南省医师协会超声医师分会会长，湖南省医学会超声医学分会副主任委员，湖南省超声医学工程学会副会长。

学术成果

长期扎根于临床一线，擅长多种疑难杂症的超声诊断与介入治疗。发表心脏、腹部和介入超声方面的论文多篇，并获得多项科研成果和专利。

主编简介

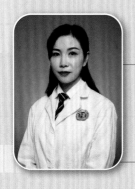

张轶，博士，主任医师，硕士研究生导师，湖南省人民医院（湖南师范大学附属第一医院）超声医学科三部主任，湖南师范大学肌骨超声诊疗一体化重点实验室学术主任

学术成果

主攻方向为心肌力学超声评估及浅表、肌骨介入超声。曾在意大利锡耶纳大学医院研修。发表核心期刊论文10余篇，SCI收录论文4篇。主持省级和厅级课题多项，负责湖南省教育厅教学改革重点研究项目一项。荣获第十一届湖南医学科学技术奖、第十六届湖南医学科学技术奖、2020年度湖南省科学技术进步奖、第十届湖南省优秀科普作品奖、第三届湖南省医学技能创新创业大赛二等奖。荣获湖南省人民医院"十佳科技能手""芙蓉百岗明星"等荣誉称号。参与肌骨超声人工智能多中心研究合作。多次在学术会议上进行"急诊常见病变的超声诊断""肌骨超声在急诊中的应用"等主题汇报。创建"超声轶事"公众号、视频号进行专业知识交流，最高观看量达12万次。

学术任职

中国医师协会超声医师分会肌骨超声专业委员会委员，中国医师协会介入医师分会超声专业委员会青年常务委员，中国研究型医院学会出血专业委员会青年委员，中国研究型医院学会肌骨及浅表超声专业委员会委员，中国老年医学学会超声医学分会第一届委员会委员，中国心胸血管麻醉学会超声分会青年委员，国家远程医疗与互联网医学中心超声可视化针刀微创技术委员会常务委员，湖南省健康管理学会乳腺甲状腺健康管理专业委员会委员，湖南省抗癌协会肿瘤超声治疗专业委员会委员，湖南省超声医学工程学会副理事长，湖南省超声医学工程学会肌骨超声专业委员会主任委员。

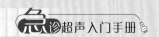

主编简介

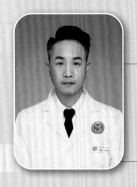

李慎义，副主任医师，硕士研究生导师，湖南省人民医院（湖南师范大学附属第一医院）超声一部副主任，湖南师范大学肌骨超声诊疗一体化重点实验室主任

学术成果

擅长肌骨超声一体化诊疗，在全国率先提出"肌骨超声诊疗一体化理念"，并于2022年成立湖南师范大学肌骨超声诊疗一体化重点实验室，策划成立湖南省超声医学工程学会肌骨超声专业委员会。2019年起至今对20多家市级、县级医院及社区医院进行肌骨超声诊疗一体化适宜技术推广，至今开展1000多例。2017年创建湖南省人民医院超声医学科网络授课直播平台，固定粉丝量3万多人，单次在线观看量多达1.7万人次；创建"肌骨超声诊疗一体化"及"李医师肌骨超声医学之路"多个自媒体平台，视频号粉丝量达2.6万人，发表专业视频2000多个。2019年起举办中国研究型医院学会出血大会超声医学论坛，已成功举办4期。主持及参与省级课题及国家级、省级继续教育项目多项。在 *BMC Medical Education* 等期刊发表论文近20篇，其中SCI收录论文2篇。曾获湖南省人民医院仁术基金三等奖、湖南医学科学技术三等奖、湖南省科学技术进步三等奖、第三届湖南省医学技能创新创业大赛二等奖。荣获湖南省优秀住培带教老师、湖南省人民医

院"感动之星"、湖南省人民医院优秀教务工作者等荣誉称号。

学术任职

中国医药教育协会浅表器官与肌骨超声专业委员会副主任委员，湖南省超声医学工程学会肌骨超声专业委员会副主任委员，中国中医药信息学会超声医学分会第一届常务理事会理事，国家远程医疗与互联网医学中心超声可视化针刀微创技术委员会委员，中国老年医学学会超声医学分会第一届委员会委员，中国研究型医院学会肌骨及浅表超声专业委员会委员，中国研究型医院学会出血专业委员会青年委员，中国医师协会介入医师分会超声介入专业委员会青年委员，湖南省超声医学工程学会理事，中国超声医学工程学会麻醉与疼痛超声专业委员会第一届委员。

编委会

序 言

目前伴随着急诊医学的飞速发展，超声医学在急诊的应用也日益普及并快速进步，除广泛地应用于临床医学领域外，其他如从事中国传统医学、法医学、航天医学、海洋医学、极地医学，以及军事体育、群众体育、竞技体育和人工智能等相关领域的医师、工程师、科学家们在急诊超声应用方面也取得了高价值的成果。急救系统的超声检查已经成为超声医学应用领域的新热点和难点。急诊超声已经在各种规模的医院广泛应用，并且在急危重症患者的救治中发挥着重要的作用。能够帮助急诊医师快速判断危重病情以指导治疗，急诊超声的广泛应用提高了急诊患者的诊治效率，为争分夺秒地抢救患者争取了时间。

为了帮助基层医师快速掌握急诊超声的操作及常见疾病的超声诊断，湖南省人民医院的张轶主任携同编者们总结了多年的诊疗经验，精心编写了《急诊超声检查入门手册》。该书包含丰富的病例及详细的注释，语言精练、纲目清晰、图文并茂、重点突出、实用性强，特别适合基层超声科医师、规培生、研究生、进修医师，以及与急诊相关的临床医师阅读。

在此祝贺《急诊超声检查入门手册》一书的出版，期待该书对急诊超声诊疗技术的应用、推广和提高起到催化剂和加速器的作用，成为超声同仁的好帮手！

刘明辉

前　言

近年来，随着急诊医疗领域的扩大和超声技术的快速进步，急诊超声已经在各种规模的医院广泛应用，并且在急危重症患者的救治中发挥着重要的作用。急诊超声被誉为"急诊医师的可视听诊器"，能够帮助急诊医师快速判断危重病情并指导治疗，急诊超声的广泛应用提高了急诊患者的诊治效率，为争分夺秒地抢救患者争取了时间。只要从事超声诊断工作，就必定会遇到急诊患者，特别是在单独值晚夜班时，此时尤其需要超声医师冷静的思考和快速地判断，熟练掌握常见急诊疾病相关知识，能协助一线医师迅速对危重病情进行分析，结合超声影像的特点做出全面而准确的诊断。

急诊超声检查范围较广，常见的包括急腹症、外伤性脏器破裂，肌腱、神经、韧带等组织的急性断裂和损伤，心脏和大血管的急性病变，妇产急诊等。急诊患者病情危急，如无法给予及时、准确的诊断，极易导致患者错过最佳治疗时机，引起严重并发症甚至诱发死亡。本书可帮助初学者快速掌握急诊超声的操作及常见疾病的超声诊断。

感谢中南大学湘雅二医院超声诊断科刘明辉教授在百忙之中主审并做序，感谢湖南省人民医院超声医学科龙湘党主任、李慎义副主任及科室全体成员对本书的支持和帮助。感谢湖南省肿瘤医院超声诊断中心王志远主任、湖南中医药大学第一附属医院超声影像科王月爱主任对本书的大力支持和帮助。感谢姜昀珊主任对本书的出版给予的帮助。感谢本书的各位主编、副主编、所有编委加班加点、不辞辛劳地进行初稿、审稿、校对等为期两年的工作，为本书的最终完稿贡献了莫大的力量。

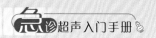
　　鉴于学识水平有限，本书可能仍存在不足及疏漏之处，恳请各位专家同道批评指正。希望我们的工作能为我国急诊超声事业的发展贡献绵薄之力。

说明：

1.本书的顺利出版基于湖南师范大学重点实验室：肌骨超声诊疗一体化（编号XJSYS2022），以及湖南省学位与研究生教学改革研究项目（湖南省教育厅省级重点课题）：基于深度学习的超声辅助诊断模型在研究生培养中的实践及探索（编号2022JGZD027）的全方位支持。

2.本书大部分图片来自湖南省人民医院超声医学科，部分图片来自其他医院医师提供，在此一并致谢。

3.部分急诊图片来自出诊仪器，受分辨率影响，图片清晰程度有限，在此致歉。

目　录

第一章

总　论

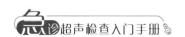

第一节　急诊超声基本要求

急诊超声检查范围较广，常见的包括急腹症，外伤致脏器破裂，肌腱、神经、韧带等组织的急性断裂和损伤，心脏和大血管的急性病变，妇产急诊等。急诊患者病情危急，如无法给予及时、准确的诊断，极易导致患者错过最佳治疗时机，引起严重并发症，甚至诱发死亡。对急诊患者进行超声检查时，检查医师应当具备丰富的工作经验，能够通过超声图像快速、准确地对疾病进行分析，并在短时间内根据所能获取的病史进行综合考虑，得出准确诊断。

超声科应针对急诊患者开通检查绿色通道，缩短患者候诊时间，使患者能够在尽可能短的时间内明确病情，从而为接下来的一系列医学救治创造良好的条件，为实现患者尽早康复、提高医院的急诊急救诊疗水平打下坚实的基础。

急诊超声检查对所采用的仪器并无特殊要求，最佳选择是图像分辨率高且小巧轻便，适合做床旁出诊的仪器。超声探头的配备能满足常规的腹部、浅表、心脏、血管、妇产检查即可。

需要注意的是，由于急诊患者的病情变化较快，当临床症状和（或）其他检查指标发生改变时，应及时进行超声复查，以免误诊和漏诊。此外，严重外伤的患者依据患者具体情况采取适宜的体位，尽量减少患者的体位移动或在不改变体位的情况下进行扫查，以免导致二次损伤。

第二节　急诊超声操作规范

急诊超声检查需要针对不同的病情采用相应探头和相应体位进行扫查，临床思维对于操作者来说非常重要，必要时应加大超声扫查范围，避免漏掉重要的诊断信息。例如，急腹症常见病因主要有急性阑尾炎、胆囊结石、泌尿系结石、宫外孕破裂、黄体破裂、肠梗阻、胃穿孔等，儿童还应注意排除肠套叠等；腹部外伤患者应重点观察脾脏、肝脏，并观察下腹部、脾肾夹角、肝肾夹角有无游离无回声区，如发现游离无回声区高度提示脏器破裂可能；肢体外伤须着重检查有无肌腱、韧带、神经断裂；急性胸痛患者除检查心脏外，还要注意扫查大血管有无夹层等病变。

创伤重点超声评估（focused assessment with sonography for trauma，FAST）检查即针对创伤的重点进行超声评估，是用于检查创伤后腹腔内和心包内积液（血）的超声流程，主要包括以下四个切面：剑突下、左侧腹、右侧腹、腹盆腔。

具体操作：①使用凸阵探头置于患者剑突下，探头尾侧稍往下压，探头头侧指向患者右肩部，从剑突下四腔心切面观察心包有无积液；②探头置于左上腹，腋前线至腋后线水平，扫查脾肾间隙；③探头置于右上腹，腋前线至腋后线水平，扫查肝肾间隙；④探头置于耻骨上区部位，观察腹腔、盆腔有无游离无回声区，同时注意观察患者各实质性脏器有无损伤、脏器周围有无积液等（图1-2-1～图1-2-4）。

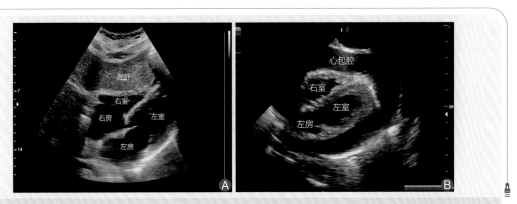

A. 剑突下四腔心切面检查心包腔（正常）；B. 剑突下四腔心切面显示心包腔大量积液（由相控阵探头扫描获得）。

图1-2-1　FAST检查第一步

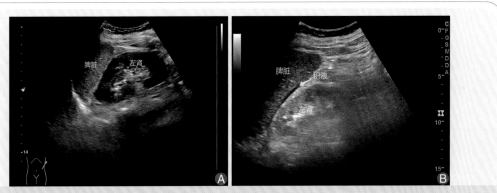

A. 左侧腋中线切面检查脾肾间隙（正常）；B. 左侧腋中线切面显示脾肾间隙处少量积液。

图1-2-2　FAST检查第二步

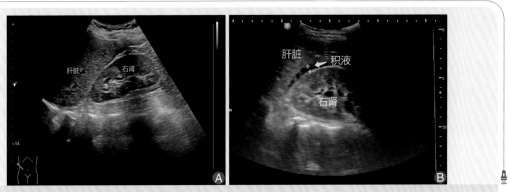

A. 右侧腋中线切面检查肝肾间隙（正常）；B. 右侧腋中线切面显示肝肾间隙处少量积液。

图1-2-3　FAST检查第三步

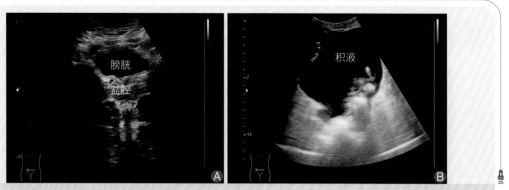

A.耻骨联合上方切面检查盆腔（男性：直肠膀胱陷凹，女性：直肠子宫陷凹，正常声像）；B.耻骨联合上方切面显示腹腔、盆腔大量积液。

图1-2-4　FAST检查第四步

第三节　超声危急值定义及处理原则

危急值（critical value）也称为紧急（panic）值或者警告（alert）值，是20世纪70年代美国学者lundberg提出的一个概念，在美国已有40多年的应用历史，而我国绝大多数医疗机构在2002年以后才开始建立危急值报告制度。危急值是指当某种检查结果出现时，表明患者可能面临或已经面临有生命危险的边缘状态，临床医师需要及时得到检查信息，并迅速给予患者及时有效的干预措施或治疗以尽可能挽救患者生命，否则就有可能导致患者失去最佳救治机会而出现严重后果。

危急值报告流程如下。

1.检查人员发现"危急值"情况时，首先要确认检查设备是否正常，操作是否正确，在确认临床及检查过程各环节均无异常的情况下，才可以将检查结果发出。

2.立即打电话通知相应临床科室医护人员"危急值"结果，核实患者基本信息，同时报告本科室负责人或相关人员。

3.在"危急值报告登记本"上对报告情况做详细记录，包括接报人名字和电话，报告时间精确到分。

4.积极与临床沟通，为临床提供技术咨询，必要时进一步检查，以保证诊断结果的真实性。

超声科危急值报告范围：因我国暂时没有统一规范的危急值报告范围，超声危急值报告范围通常根据各自医院的具体临床情况来设定，以满足临床需求为原则，由超声科和各临床科室的科主任与医务科共同评估、协商、确定，并进行持续性改进，使危急值报告范围更合理、实用、规范。以下是湖南省人民医院医务部医疗质量控制中心及超声医学科共同制定的危急值报告范围（表1-3-1）。

表 1-3-1　湖南省人民医院危急值报告范围

疾病分类	危急值
腹部疾病	（1）急性外伤见腹腔积液，疑似肝脏、脾脏或肾脏等内脏器官破裂出血。 （2）急性胆囊炎考虑胆囊化脓合并急性穿孔。 （3）急性化脓性胆道梗阻。 （4）急性坏死性胰腺炎。 （5）消化道穿孔、急性肠梗阻。
心脏疾病	（6）大面积心肌梗死。 （7）大量心包积液合并心脏压塞。 （8）心脏增大合并急性心力衰竭。 （9）心脏破裂。 （10）心腔内发现游离血栓。 （11）心脏瓣膜换瓣后卡瓣。
血管疾病	（12）急性主动脉夹层动脉瘤。 （13）急性动、静脉栓塞（下肢静脉游离血栓形成）。 （14）肺栓塞。
产科疾病	（15）怀疑宫外孕破裂并腹腔内出血。 （16）晚期妊娠出现羊水过少、胎心率过快（＞160次/分）或过慢（＜110次/分）。 （17）子宫破裂。 （18）胎盘早剥、前置胎盘并活动性出血。 （19）胎儿心跳停止。
其他疾病	（20）睾丸扭转、卵巢扭转。

第四节　超声科常见紧急事件及预防、处理措施

　　超声科应制定危急重症患者抢救预案并在科室定期组织培训、考核，提高医务人员的抢救意识和急救能力，保证在突发紧急事件时能及时有效地进行救治工作，具体措施如下。

　　1.相关抢救流程制成图表，挂在科室醒目的位置，科内每年进行1～2次危急重症患者抢救预案与急救流程的模拟训练。

　　2.按需备好急救药品和急救器材，放置于固定位置并由专人管理，用后及时补充并定期维护，确保抢救安全。科内医护人员全员知晓急救车所放位置、熟悉所备急救药物的主要作用与用法。

　　3.完善有关规章制度如突发事件上报制度、急救物品管理制度、护理人员请假制度、相关培训制度等。

　　科室内每名医护人员在日常工作中应有敏锐的观察及分析判断能力，及时发现病情变化并合理安置患者。在抢救过程中应根据抢救预案进行有序的救治工作，合理分工，有条不紊，保证突发事件的抢救工作顺利进行。

　　具体抢救措施如下。

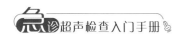

1.心搏呼吸骤停：一旦确认患者心搏呼吸停止，立即呼叫救援，给予去枕平卧，实施心肺复苏，给予面罩呼吸气囊辅助呼吸，同时通知麻醉科准备进行气管插管，快速建立静脉通道，按医嘱用药等，患者病情平稳后马上送ICU进一步救治。

2.低血糖反应：患者出现面色苍白、心跳加快、心慌、出冷汗、头晕、饥饿感等不适时，应立即给予平卧休息，服用葡萄糖水或牛奶等热饮料，重者给予静脉注射高渗葡萄糖等处理，注意观察病情变化并安慰患者。

3.休克：一旦患者出现表情淡漠、面色苍白、脉搏细弱或消失、血压下降或测不到、皮肤湿冷等情况，立即报告医师，加快输液速度，保暖，并立即送回急诊科或原科室行进一步救治。

4.晕厥：患者突然面色苍白、出冷汗，自觉恶心、上腹部不适、头晕。偶见血压持续性下降、呼吸短促、尿失禁等情况。应立即给予平卧位，保暖，按压人中穴；重者给予输液，吸氧，并送ICU或原科室做进一步治疗。

5.情绪紧张、无法配合检查：对患者使用心理干预手段，针对不同情况采取有效措施消除顾虑，放松心态，保证检查顺利进行。

总之，超声医学在临床急诊中具有很高的应用价值，能帮助医师准确快速地对患者病情做出判断，提供可靠的参考依据，帮助制定科学合理的治疗方案。然而，受诊断技术、患者病情、仪器分辨率、检查医师经验等因素的影响，超声医学检查目前的准确率并不是100%，可能有误诊、漏诊情况的发生。本书主要囊括一些常见急诊病变的超声诊断，旨在加强初学者的诊断经验，使误诊、漏诊率降至最低。

超声科常见紧急事件及预防、处理措施示例见图1-4-1～图1-4-3。

参考文献

[1] ACAR Y，TEZEL O，SALMAN N，et al.12th WINFOCUS world congress on ultrasound in emergency and critical care[J].Crit Ultrasound J，2016，8（Suppl1）：12.

[2] 杜娟，蒋勇.临床急诊检查中超声医学的应用效果分析[J].现代医学与健康研究，2017，1（4）：19-21.

[3] 黄国庆，高枫，李国庆，等.信息化在超声"危急值"报告精准管理中的应用[J].中华医学超声杂志（电子版），2020，17（7）：644-649.

[4] RICHARDSON A S C，TONNA J E，NANJAYYA V，et al. Extracorporeal cardiopulmonary resuscitation in adults. Interim guideline consensus statement from the extracorporeal life support organization[J]. ASAIO J，2021，67（3）：221-228.

心肺脑复苏流程

评估：
①意识突然丧失；②大动脉搏动消失；③呼吸停止；④心音听不到。

立即通知医师 ← 心脏骤停 ← 初步判断

紧急处理
①将患者置于平地或硬板床，去枕仰卧位，暴露胸腹部，松开裤带，行胸外心脏按压；按压时胸骨下陷至少 5 cm，按压频率 ≥ 100 次 / 分钟；②清除口、咽、气道分泌物，采取仰头举颏法开放气道，行口对口人工呼吸或应用简易呼吸器，应用简易呼吸器时，调节氧流量 10 ~ 12 L/min，频率为 8 ~ 10 次 / 分钟；③按压和通气比为 30 : 2，反复 5 个循环后进行复苏效果评估，如未成功则继续进行；④迅速建立静脉通路。

确认医嘱有效并正确执行
①机械通气；②应用除颤仪和除颤药物；③增强心肌收缩力；④维持血压；⑤纠正酸中毒或电解质失衡；⑥冬眠疗法；⑦一般支持。

监测
①生命体征、意识、瞳孔的变化；②心电图波形；③皮肤、口唇、指（趾）甲的颜色；④尿量及比重；⑤记录 24 小时出入量。

监测
①生命体征、意识、瞳孔的变化；②心电图波形；③皮肤、口唇、指（趾）甲的颜色；④尿量及比重；⑤记录 24 小时出入量。

注意事项
①胸外心脏按压应确保足够的速度与深度，尽量减少中断；②人工通气时，避免过度通气；③密切观察心电图变化；④加强气道管理，预防肺部感染；⑤严格监测血容量及电解质的变化；⑥做好患者基础护理。

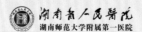
湖南省人民医院
湖南师范大学附属第一医院

图1-4-1　湖南省人民医院心肺脑复苏流程

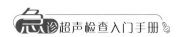

休克抢救流程

评估：
①焦虑、烦躁不安、表情淡漠、嗜睡或昏睡；②面色苍白、四肢湿冷、脉搏细速；③尿量 < 30 ml/h；④收缩压 < 80 mmHg；⑤脉压 < 20 mmHg

立即通知医师 ← 休克 ← 初步判断

紧急处理
①中凹卧位；②建立静脉通路；③保持呼吸道通畅；④吸氧 6 ~ 8 L/min；⑤心电监护；⑥注意保暖或物理降温；⑦对于外伤者予以止血、包扎、固定；⑧对于过敏性休克者予以立即脱离过敏原；⑨留置导尿

确认医嘱有效并正确执行
①快速补液，必要时备血、输血；②药物治疗：血管活性药，心源性休克给予强心药，感染性休克给予激素；③维持水、电解质及酸碱平衡；④积极治疗原发病；⑤必要时做好术前准备。

监　测
①生命体征、意识、瞳孔的变化；②皮肤、黏膜的颜色、温度、湿度；③尿量及比重；④周围静脉充盈度和中心静脉压；⑤记录 24 小时出入量。

注意事项
①避免不必要的搬动和翻身；②根据血压情况调整血管活性药物的浓度和滴速；③使用血管活性药物时应逐渐降低其浓度和滴速，不可突然停药；④根据心肺功能、血压及中心静脉压合理安排补液速度、以防肺水肿和心力衰竭；⑤心理支持⑥过敏性休克者，应积极寻找过敏原，并将过敏原告知患者，同时在住院病历、门诊病历上详细记录。

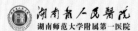
湖南省人民医院
湖南师范大学附属第一医院

图1-4-2　湖南省人民医院休克抢救流程

超声科造影检查中发生过敏性休克的抢救流程

检查医生

①过敏性休克评估；
②评估环境安全，现场指挥抢救；
③立即将患者抬进诊室或治疗室；
④开放气道，面罩吸氧，保持呼吸道通畅，必要时实施胸外按压；
⑤指导抢救用药（肾上腺素等）。

协助医生

①急诊相关科室联系方式：
急诊科：81866120，麻醉科：81866077，
胸痛中心：81866056，EICU：81866071；
②呼叫现场医生、上级医生、护士或护士长；
③固定面罩，保持呼吸道通畅；
④协助胸外按压。

注射护士

①停止注射造影剂：立即去枕平卧，开放气道，保持呼吸道通畅，并通知医生；
②建立双静脉通道；
③开放气道，面罩吸氧，心电监护，生命体征监测；
④备急救车、吸痰器、除颤仪。

协助护士

①准备抢救药品：肾上腺素 1 mg、地塞米松 10 mg、氢化可的松 100 ～ 200 mg；
②按医嘱紧急注射上述急救药品；
③做好交接班及记录。

在紧急状态下，上述工作需同步进行；急诊科、麻醉科医护人员到位后，现场抢救的医生及护士负责做好交班，并配合抢救及完善后处理。

图1-4-3　湖南省人民医院超声科造影检查中发生过敏性休克的抢救流程

第二章

心血管急诊超声

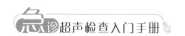

第一节 心脏破裂

一、外伤性心脏破裂

心脏外伤占胸部创伤的7%～12%，其中外伤性心脏破裂病情危急、病死率高，快速而准确的诊断对于成功救治至关重要。

【临床特点】

心脏破裂多数为尖刀锐器、弹片等穿透胸壁伤及心脏所致，少数则由暴力撞击前胸引起。最常见为右心室破裂，其次为左心室和右心房，而左心房、心包内大血管的外伤性破裂则少见。外伤性心脏破裂常合并胸部多发伤，尤其是胸骨、肋骨骨折。心室破裂者可由短时间内心脏压塞导致迅速死亡，而心房破裂者相对生存时间较长。

【扫查方法】

胸部外伤且怀疑为心脏破裂的患者尽量不移动和改变体位，采用频率为3.5～5 MHz的心脏探头迅速扫查心脏各切面。扫查者同时快速了解患者有无明确外伤史，胸部或其他部位有损伤时扫查勿遗漏心脏的损伤。

【超声表现】

心包腔内可见无回声区，心室破裂者短时间内心包可出现大量积液，导致急性心脏压塞（详见第二章第三节）。心室壁破裂处可见回声连续性中断，彩色多普勒血流显像（color Doppler flow imaging，CDFI）显示该处有血流信号穿过。超声表现示例见图2-1-1、图2-1-2。

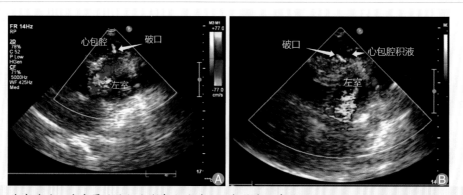

A. 于心尖部左右心室交界处见细小彩色血流进入心包腔内，宽约 3.6 mm，Vmax 为 1.38 m/s，PG（压差）为 8 mmHg；B. 彩色血流过隔处心包内可见宽约 6 mm 无回声区。

图2-1-1 外伤性心尖破裂

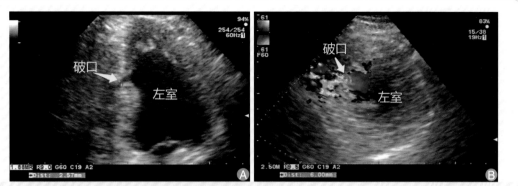

A. 刀刺伤胸部者，室间隔近心尖处可见连续性中断，宽 4 mm；B.CDFI：室间隔连续性中断处见左向右以红色为主的五彩过隔血流束，彩柱宽约 6 mm，Vmax 为 5.6 m/s。

图2-1-2　外伤性肌部室间隔穿孔

二、急性心肌梗死后心脏破裂

急性心肌梗死所致心脏破裂是仅次于心力衰竭、休克和恶性心律失常的致死性恶性心血管事件。常见诱因包括情绪激动、疼痛刺激、烦躁不安、用力排便、血压升高及不恰当使用正性肌力药物等；而高龄、高血压、心率增快、贫血、红细胞压积低是其独立的危险因素。

【临床特点】

根据其发病的特征可以分为：①猝死型：突发意识丧失、心搏骤停、心包大量积液；②不稳定型：心脏压塞症状明显，心包中-大量积液，出现心源性休克；③稳定型：心包中-大量积液，但心脏压塞症状不明显，血流动力学稳定。多数心脏破裂者临床症状不典型，部分可出现胸痛，其他临床表现包括新出现的全收缩期杂音、急性二尖瓣大量反流、肺水肿等。

【扫查方法】

采用频率为3.5～5 MHz的心脏探头迅速扫查心脏各切面，尽量不改变患者体位。除常规扫查切面外，需重点观察室壁的连续性，CDFI观测有无穿室壁的血流信号、心包的积液量及性状等情况。注意在扫查的同时问询了解患者病史及体征，新出现的全收缩期杂音对于诊断有重要提示作用。

【超声表现】

按部位可分为：游离壁破裂、室间隔穿孔和乳头肌断裂，以游离壁破裂最常见。按Becker分型可分为三种：Ⅰ型，急性心肌梗死24小时内，破裂从心内膜直接穿通到心外膜，破口较小，呈缝隙样；Ⅱ型，急性心肌梗死24小时后，梗死心肌呈侵蚀性破裂，破口较大，多伴有心肌内出血；Ⅲ型，发生在室壁瘤的基础上，通常在急性心肌梗死后3～10天发生，为室壁瘤过度扩张所致，二维超声可见破裂处心肌明显变薄。

破裂口较大时，血液流入心包造成急性心脏压塞，迅速导致患者死亡而来不及行超声检查；破裂口较小时，经超声检查可发现破裂口和心包积液（积血）。部分患者心脏小破口周围被包裹形成假性室壁瘤，CDFI可显示破裂口处的双向血流信号。部分患者因破裂口被血栓或血凝块堵塞而不显示血流信号。

超声表现示例见图2-1-3、图2-1-4。

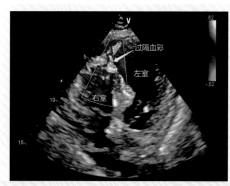

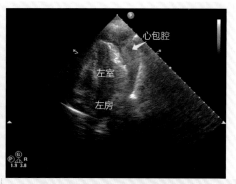

CDFI显示室间隔近心尖部可见过隔彩色血流信号。

图2-1-3　心肌梗死致室间隔穿孔

心包内见大量血性积液，透声较差。

图2-1-4　心肌梗死致室壁穿孔

第二节　急性心力衰竭

急性心力衰竭是由各种心脏结构或功能性疾病导致急性心排血量显著降低，造成肺循环压力及体循环压力急剧增高，从而引起组织器官出现血液灌注不足等症状的疾病，严重者可诱发心源性休克等，危及患者生命安全。急性心力衰竭属于心血管超声危急值情况，一旦发现应迅速按照危急值流程处理。

【临床特点】

急性心力衰竭起病突然，因心室充盈和（或）射血功能受损，心排血量不能满足机体组织代谢的需要，导致肺循环和（或）体循环淤血、器官组织血液灌注不足，临床表现主要为心源性休克、肺水肿、急性左侧心力衰竭等，可诱发死亡、昏迷、休克等症状，需在短时间内采取合理、有效的救治措施。

【扫查方法】

被检查者一般采取左侧卧位或平卧位，探头频率为3.5～5 MHz，常规扫查心脏各切面，测量心脏各腔室大小及心脏功能。急性心力衰竭病情危重，应快速扫查、准确判断并给出结论。

【超声表现】

①心脏扩大，以左心为主，左心室可呈球形，心尖圆钝，左心室壁相对变薄；②瓣膜开放相对较小，呈"大心腔、小开口"改变；③室壁运动幅度降低，心功能测值明显下降，射血分数多≤30%；④M型超声上二尖瓣E峰至室间隔距离（mitral valve E-point to septal separation，EPSS）明显增大，一般＞10 mm；⑤CDFI显示各瓣口血流色彩暗淡，流速减低，可因瓣口相对关闭不全出现反流。

超声表现示例见图2-2-1。

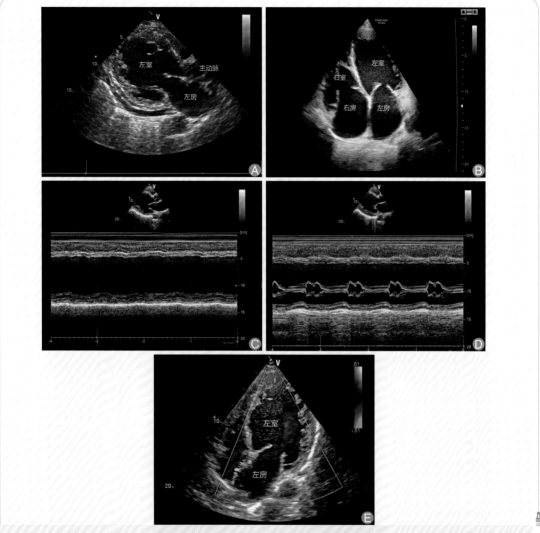

A.左心室长轴切面显示左心增大，左心室呈球形，心尖圆钝（左房：43 mm；左室舒张期：71 mm、收缩期：56 mm）；B.心尖四腔心切面显示二尖瓣开放相对较小，呈"大心腔、小开口"改变；C.M型超声显示室壁运动减弱（心功能测值：射血分数为26%，短轴缩短率为12%）；D.M型超声显示EPSS明显增大；E.CDFI显示二尖瓣口血流色彩暗淡（二尖瓣口流速E峰0.64 m/s，A峰0.45 m/s）。

图2-2-1　急性左侧心力衰竭

第三节　急性心脏压塞

　　急性心脏压塞是指心包内液体急剧聚积，心包不能迅速进行相应的伸展扩大，导致心包内压力剧增，心脏血液回流和心脏搏动受限，引起急性循环衰竭，进而可导致心搏骤停。心脏压塞常与心包积血相关性外伤性心脏破裂、急性心肌梗死破裂、主动脉夹层破裂、复杂经皮冠脉介入术、心脏外科手术后等因素相关。

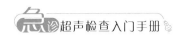

【临床特点】

主要表现为动脉压下降、颈静脉怒张、心音遥远、奇脉、心动过速、心脏增大等。

【扫查方法】

被检查者一般左侧卧位或半卧位，探头频率为3.5～5 MHz，在胸骨左缘第二至第五肋间及心尖部、剑突下依次扫查，重点观察心包腔、室壁的运动。检查过程中适当调节仪器以清楚显示心脏各层结构及心包腔，切勿把增厚的心包脂肪垫误认为心包积液，鉴别方法：将仪器的增益加大，如果是心包脂肪垫，则回声会增加；如果是心包积液，则仍然表现为无回声。

【超声表现】

①右心房壁塌陷：舒张晚期和（或）收缩早期右心房壁向右心房腔内凹陷；②右心室壁塌陷：舒张早期右心室游离壁向后运动；③二尖瓣E峰随呼吸的波动幅度＞25%；④下腔静脉塌陷率＜50%；⑤心脏呈"摆动"征或"游泳"征。需要注意的是，心脏压塞的症状严重程度与心包积液的量并不成正比，而是取决于心包积液的生成速度、心包顺应性及心脏本身的功能。此外，对于低血容量患者，心脏压塞的临床表现可能被掩盖，但右心房、右心室塌陷仍可被超声发现。

超声表现示例见图2-3-1、图2-3-2。

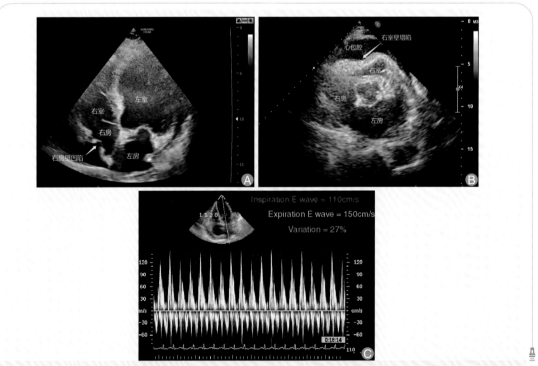

A.心尖四腔心切面右心房顶部无回声区深约33 mm，右心房壁向右心房腔内凹陷；B.心脏压塞：大血管短轴切面显示右心室前壁心包腔无回声区深约13 mm，右心室游离壁向后运动；C.二尖瓣口血流频谱显示E峰随呼吸的波动幅度＞25%（Inspiration E wave 吸气相E峰=110 cm/s；Expiration E wave 呼气相E峰=150 cm/s；Variation 变化率=27%）。

图2-3-1　心脏压塞

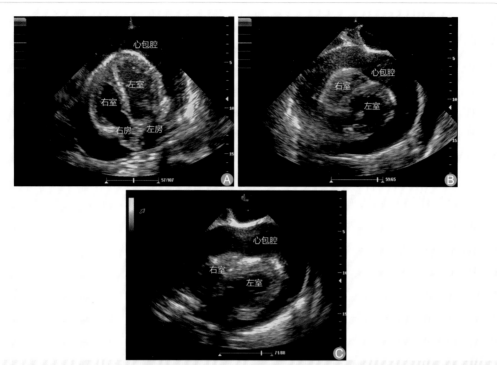

A.心尖四腔心切面见心脏周围无回声区环绕；B.心室短轴切面见心脏周围无回声区环绕；C.心室长轴切面见心脏舒张明显受限，提示心脏压塞。

图2-3-2　大量心包积液

附　心包积液量评估

1.微量心包积液：心包腔内液体量为30～50 mL。左心长轴切面显示左心室后壁心包腔内出现无回声区，宽度<0.5 cm，局限于房室沟附近，也可延伸到左心室后下壁，收缩期出现，舒张期消失。

2.少量心包积液：心包腔内液体量为50～200 mL。左心长轴切面显示左心室后壁心包腔内出现无回声区，宽度<1.0 cm，而右心室前壁心包内多无无回声区。胸骨旁二尖瓣短轴切面、左心室后壁心包腔内出现弧形无回声区。

3.中量心包积液：心包腔内液体量为200～500 mL。左心室后壁心包腔内无回声区宽度为1.0～2.0 cm，右心室前壁心包腔内出现无回声区，宽度为0.5～1.0 cm，左心房后壁也可出现少量无回声区。二维超声显示整个心包腔内可探及弥漫分布的无回声区包绕心脏，宽度<2.0 cm。

4.大量心包积液：心包腔内液体量>500 mL。心包腔内出现无回声区，左心室后壁处宽度>2.0 cm，右心室前壁处宽度>1.5 cm。二维超声显示心脏周围包绕无回声区，心脏舒张受限，心腔内径缩小，心室收缩时心尖呈抬举样。心脏可呈"摆动"征，即心脏游离在无回声区内，收缩期向前，舒张期向后；同时伴有下腔静脉、肝静脉扩张，CDFI检查显示下腔静脉和肝静脉血流速度减慢，并出现红色逆流的血流信号。

也可以采取简单的方法粗略估计积液量，具体如下：①无回声区宽0.3～0.5 cm，液体量为50～100 mL；②无回声区宽0.5～1.0 cm，液体量为100～300 mL；③无回声区宽 1.0～2.0 cm，液体量为300～1000 mL；④无回声区宽＞2.0 cm，液体量在1000 mL以上。

第四节　应激性心肌病

应激性心肌病又称心尖球形综合征、Tako-tsubo（章鱼壶）综合征，是一种少见的可逆性心肌病。因患者左心室收缩末期的形态呈心尖球囊样改变，心底部细而窄，与渔民捕捉章鱼所使用的章鱼壶十分相似而得名。

【临床特点】

多见于绝经后老年女性，与应激性事件诱发相关，伴有剧烈胸痛症状。主要特点为一过性、可逆性的左心室收缩功能障碍和心尖局部室壁运动异常，心电图检查类似急性心肌梗死的改变，实验室检查可出现心肌酶轻度升高，但冠状动脉造影没有动脉闭塞性改变。发病机制为应激性事件导致交感神经兴奋和血儿茶酚胺水平明显增高，引起心肌顿抑。由于心尖部的神经末梢较丰富，且心尖部弹力纤维较少，受损后更易受压而膨隆，故病变最为明显。

【扫查方法】

被检查者采取仰卧位，无法平卧者可采取半靠位或坐位，肥胖者应采取向左侧倾斜30°卧位，常规测量左心室舒张末期内径、左心室收缩末期内径，并通过M型超声测量计算左心室射血分数和左心室短轴缩短率。重点观察心尖是否圆钝、是否呈球形改变，以及室壁运动情况。

【超声表现】

急性期可见左心室增大，心尖部呈球形改变，左心室心尖段及中间段弥漫性室壁运动减弱或消失，基底段室壁运动增强，左心室流出道血流速度加快，射血分数和短轴缩短率降低。恢复期复查超声心动图可见心尖球形改变消失且心功能明显恢复（图2-4-1）。

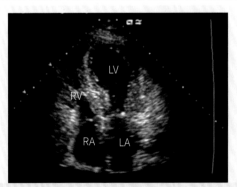

心尖四腔心切面见左心室心尖呈球形改变。LA：左房，LV：左室，RA：右房，RV：右室。

图2-4-1 应激性心肌病

【鉴别诊断】

1.急性心肌梗死：患者常有冠状动脉粥样硬化性心脏病史，超声心动图显示心脏节段性室壁运动异常，与冠状动脉供血分布一致。而应激性心肌病的声像图表现为整个心尖段及中间段弥漫性的室壁运动减弱或消失，呈球样膨出，基底段代偿性运动增强，冠状动脉造影基本无病变。

2.心肌炎：患者发病前一般有病毒感染史，声像图表现为心腔局部或弥漫性扩大、心肌增厚、心肌回声异常，并可随着炎症的控制恢复正常，实验室心肌酶指标有改变。而应激性心肌病多由精神刺激等应激源所引起，心尖呈"气球"样改变，但心肌的回声无明显改变。

第五节　心腔内游离血栓

心腔内游离血栓是一种少见的心脏急症，容易引起周围血管和器官动脉栓塞，一旦确诊应立即手术治疗。

【临床特点】

患者一般有风湿性二尖瓣狭窄、心房纤颤或左心房扩大等基础病史。左心房内游离血栓较大时可堵塞二尖瓣口，导致猝死。患者多有胸痛、晕厥等症状和体征。

【扫查方法】

常规超声心动图扫查，重点观察心腔有无扩大、心腔内有无异常团块回声。左心扩大的患者应注重扫查左心耳，左心耳存在可疑血栓时可考虑进行经食管超声检查，主要观察血栓的位置、形态、大小、基底宽窄、数目、活动度等。

【超声表现】

心腔内血栓超声下表现为两种形态：①云雾状飘浮不定的回声，是血流缓慢、淤滞所致，CDFI可见其内有血流信号，此为血栓形成前期。②类圆形或不规则形团块回声，边界清晰，CDFI显示其内无血流信号。当血栓完全游离或绝大部分为游离状态时，团块回声的活动幅度大且活动无规律性。左心声学造影可以协助左心内血栓的确切诊断。

超声表现示例见图2-5-1～图2-5-4。

【鉴别诊断】

1.左心房黏液瘤：左心房内可见团块状回声，有蒂附着于房间隔或左心房壁上，活动度较大，舒张期移向二尖瓣口，收缩期回复至左心房。左心房黏液瘤与左心房内游离血栓在声像上较难鉴别，但游离血栓与左心房无任何连接，活动范围较大，无固定轨迹。

2.希阿里网：是胚胎发育中下腔静脉和冠状窦吸收不完全而残存于右心房内的条索状或网状结构，多数发自下腔静脉右心房入口边缘，部分起自右心房侧壁。可随心动周期在右心房内飘动，活动往返于三尖瓣口与右心房壁之间，活动节奏规律，且患者常无明显临床症状。

3.华法林嵴：是一种罕见的正常解剖变异，既往文献中多为个案报道，因易误诊为血栓导致患者服用华法林抗凝而得名，但抗凝治疗后华法林嵴并不会变小或消失。超声表现为左

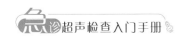

心房内附壁高回声团，常位于左心房侧壁，也可位于心房顶部，表现为左心耳与左上肺静脉之间的肌性嵴样隆起。鉴别要点为华法林嵴位置固定，且旋转探头90°行长轴切面扫查时可呈长条状。

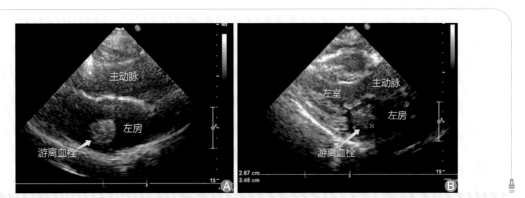

A. 左心房内见规则卵圆形高回声团，内回声均匀，随心动周期在左心房内大幅度往返移动，不附壁；B. 游标测量血栓大小为 26.7 mm × 24.5 mm。

图2-5-1　左心房内游离血栓

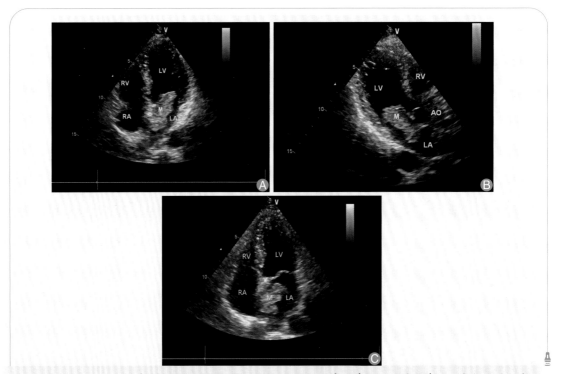

A. 左心室长轴切面左心房内可见一大小约 46 mm × 26 mm 稍高回声团，边界尚清，形态欠规则，其基底部附着于房间隔中部左心房面，随心动周期来回摆动；B. 心尖四腔心切面显示左心房内稍高回声团于舒张期脱入二尖瓣口；C. 心尖四腔心切面显示左心房内稍高回声团于收缩期返入左心房。LA：左心房；LV：左心室；RA：右心房；RV：右心室；AO：主动脉；M：黏液瘤。

图2-5-2　左心房黏液瘤

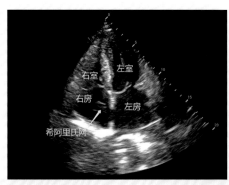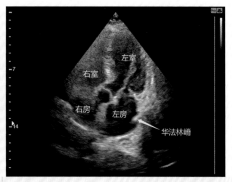

右心房内见一絮状飘带回声，随心动周期摆动，一端下腔在静脉入口边缘，一端连于冠状静脉窦。

左心房内于左心耳与左上肺静脉之间可见一高回声团，位置固定，纵切时呈长条状。

图2-5-3　右心房内希阿里网　　　　图2-5-4　左心房内华法林嵴

第六节　主动脉夹层

主动脉夹层指血液通过主动脉内膜破口进入动脉中层形成夹层血肿，并沿主动脉长轴方向扩展，当血肿沿动脉壁逐渐分离并向动脉壁外破裂时可造成大出血进而危及生命。该病属于心血管危急病症，起病急、变化快、死亡率高。超声诊断主动脉夹层准确率较CT、MRI略低，但具有简单快捷、禁忌证少、可运用于床旁等优点。

【临床特点】

急性起病，常为难以忍受的突发胸背部持续性剧烈疼痛，或呈撕裂样、刀割样疼痛，可伴休克和压迫症状。高血压是本病最常见的易患因素，其次为马方综合征，因此对于有这些病史的患者，当出现急性胸痛时，首选经胸超声心动图检查进行快速的排除诊断。

【扫查方法】

可联合采用心脏探头与腹部探头，在胸骨左缘、胸骨右缘、胸骨上窝、剑突下等多切面探查主动脉根部、升主动脉、主动脉弓、胸降主动脉近端及腹主动脉等不同部位，重点观察主动脉夹层破口位置、夹层范围、是否累及冠状动脉或主动脉根部，以及各部位血流情况。

【超声表现】

①主动脉内径增宽，腔内撕裂的主动脉壁内膜呈带状，随心动周期飘动，该带状回声将主动脉腔分为真、假两腔，两腔的交通口处即为破裂口。②CDFI显示真腔内血流速度快、颜色鲜艳，而假腔内血流速度慢、颜色暗淡；假腔内合并血栓形成时，可见充盈缺损或无血流信号显示。③CDFI可显示真腔与假腔之间相交通的血流信号。超声表现示例见图2-6-1～图2-6-4。

按照国际DeBakey分型将主动脉夹层分为3型，具体如下。

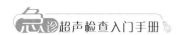

Ⅰ型：原发破口位于升主动脉或主动脉弓，血肿累及大部或全部升主动脉、主动脉弓、降主动脉甚至更远部位。

Ⅱ型：原发破口位于升主动脉，血肿局限于升主动脉。

Ⅲ型：原发破口位于左锁骨下动脉开口以远，血肿向下累及降主动脉和（或）腹主动脉。

【鉴别诊断】

1.升主动脉内的伪像：属于多重反射伪像，升主动脉内有时可见一带状回声，但并非内膜撕裂所致。鉴别要点：M型超声显示该带状回声与主动脉后壁的运动方向和幅度一致，位置较为固定；CDFI显示血流穿过该回声带，回声带两边的血流色彩一致。

2.主动脉壁内血肿：是位于主动脉中层偏外部的局限性血肿，不伴内膜撕裂，超声显示主动脉壁呈新月形或环形增厚，壁内呈较为均一的低回声或无回声；CDFI显示无血流信号。

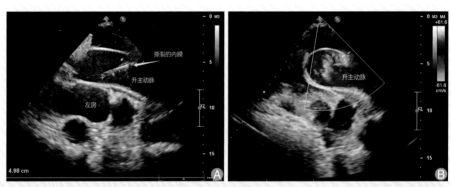

A.升主动脉内径增宽，其内距主动脉窦约35 mm处可见一长约49.8 mm膜带状回声，可随心动周期摆动，游标所示为撕裂的主动脉壁内膜带状回声长度；B.CDFI显示膜带状回声两侧真、假腔内血流信号。

图2-6-1　升主动脉夹层

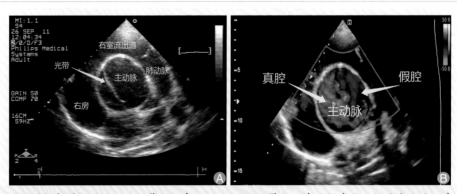

A.主动脉根部横切面见一纵行带状回声；B.CDFI显示带状回声两侧真腔、假腔内血流回声。

图2-6-2　升主动脉夹层

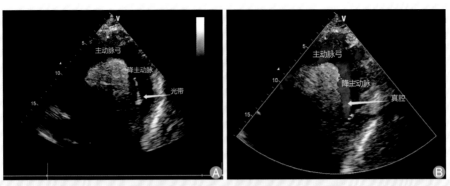

A. 胸骨上窝切面显示降主动脉管腔内紧邻左锁骨下动脉起始部管腔内可见膜状中等回声（向下延续至腹主动脉左右髂动脉分叉处），将该段主动脉分为真假两腔，破口位于降主动脉紧邻左锁骨下动脉起始部，膜状结构可随血管搏动而运动；B.CDFI 显示降主动脉管腔内紧邻左锁骨动脉的远心端管腔分为两部分，真腔内可见血流信号（假腔内因血流流速低而不显示）。

图2-6-3　主动脉夹层（Debakey Ⅲ型）

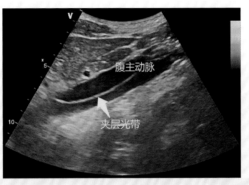

腹主动脉中上段扩张，内径较宽处约 30 mm，内见带状强回声。

图2-6-4　腹主动脉夹层

第七节　主动脉窦瘤破裂

主动脉窦瘤是指由各种生理或病理原因造成主动脉窦扩张而形成的壁薄的囊腔，若囊内压力日渐增大、囊壁逐渐变薄，可破入相邻的心腔形成主动脉-心腔瘘。

【临床特点】

患者多有负重、剧烈活动、突然用力、分娩或感染、发热等诱因。由于主动脉窦瘤破入的心腔多为低压腔如右心房、右心室等，所以无论在收缩期还是舒张期均与主动脉的压力阶差很大，出现大量左向右分流，使心腔容量和心肌工作量突然增加，导致急性左、右心力衰竭。病变的进展程度常与破口位置、大小、数目有密切的关系。

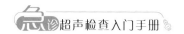

【扫查方法】

使用心脏探头，频率3.5~5 MHz，患者左侧卧位，常规心脏扫查，观察主动脉根部短轴切面、胸骨旁左心室长轴切面、心尖四腔心切面及剑下五腔心切面，重点观察窦瘤部位、大小、窦壁的厚薄及破口部位等，同时注意观察瓣膜及窦瘤壁上有无赘生物、有无室间隔缺损、有无主动脉瓣脱垂等其他合并病变存在。CDFI观察破裂口处的血流，并使用连续多普勒测量流速、计算压差。

【超声表现】

①主动脉窦呈瘤样向外局限性扩张，瘤体根部位于主动脉瓣环以上，瘤颈部与主动脉根部相通；②扩张的瘤壁上可见回声中断，破口边缘可见飘带状回声，为残存的游离瘤壁组织；③CDFI显示瘤壁破口处可见五彩镶嵌血流信号射入心腔内，呈双期连续血流频谱（破入左心室者可仅见舒张期湍流频谱）；④破入的相应腔室可有不同程度的扩大。超声表现示例见图2-7-1。

【鉴别诊断】

1.室间隔缺损伴主动脉瓣脱垂：位于流出道部位的室间隔缺损容易合并右冠瓣脱垂，易与右冠窦瘤破裂混淆。应仔细判别瓣环位置：瘤样结构位于瓣环上方者为右冠窦瘤，位于瓣

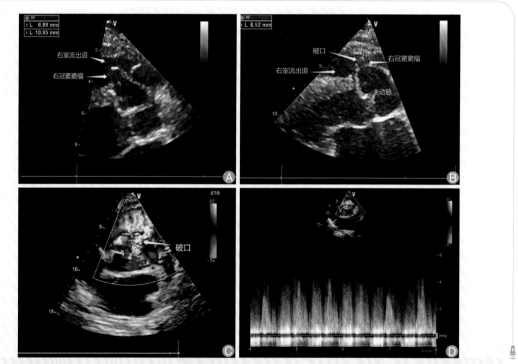

A.主动脉窦部增宽，右冠窦呈风袋样向右心室流出道凸起，底部宽约10.95 mm，高约8.88 mm；B.右冠窦呈风袋样结构，顶端可见破口，宽约6 mm；C.CDFI显示右冠窦风袋样结构破口处可见五彩花散状血流信号；D.连续波多普勒（CW）于破口处可探及双期连续频谱，收缩期峰值流速（Vs）为5.0 m/s，舒张期峰值流速（Vd）为3.1 m/s。

图2-7-1　主动脉右冠窦窦瘤破入右心室流出道

环下方者为脱垂的右冠瓣。

2.右冠状动脉瘘：二者均表现为主动脉瓣环水平以上的异常扩张结构，且内部均有连续性分流血流信号。右冠状动脉瘘者可见长管状扩张的冠状动脉，开口于右侧冠状动脉窦，走行与右冠状动脉一致。

第八节　腹主动脉瘤破裂

腹主动脉瘤是由主动脉壁薄弱引起的主动脉管腔局限性显著扩张（相应正常部位的1.5倍以上），在各种因素影响下发生动脉壁破裂，病情非常凶险，死亡率极高。

【临床特点】

腹主动脉瘤破裂的临床症状、体征复杂多样，约50%表现为突发性剧烈腹痛和（或）腰背痛、血压降低或休克、腹部搏动性肿块。该病多见于中老年患者，腹主动脉瘤在破裂或即将破裂时的临床表现与一些常见的急腹症非常相似，容易误诊。

【扫查方法】

采用凸阵探头，频率3～5 MHz，患者仰卧位，常规扫查腹主动脉，观察腹主动脉瘤的大小、部位、周围组织情况，测量瘤体上、下两端连接的正常动脉内径，并观察肝肾间隙、脾肾间隙，以及腹腔、腹膜后是否有无回声区及血肿。使用CDFI观察瘤体内的血流情况。

【超声表现】

①开放型（腹主动脉瘤向游离的腹腔破裂）：腹主动脉局部呈囊袋状或梭形扩张，管壁厚薄不一，回声增强，部分可合并附壁血栓，CDFI显示瘤体内呈花色漩涡状血流信号，同时腹腔内可见游离无回声区，部分可见混合回声血块。②限制型（腹主动脉瘤破裂后形成大小不等的腹膜后血肿）：腹主动脉局部呈囊袋状或梭形扩张，管壁欠光滑，回声增强，腹主动脉旁及腹膜后可见不均匀（低回声、高回声及无回声），及形态不规则的包块回声，局部腹主动脉搏动减弱或消失，CDFI可见腹主动脉瘤内血流与腹膜后血肿相通。部分病例的腹腔可见无回声区。③封闭型（破裂口被局部组织包裹封闭）：为瘤体破裂口较小、出血较少而缓慢所致，超声显示为腹主动脉局部呈囊袋状或梭形扩张，管壁欠光滑，厚薄不一，回声增强，部分可合并附壁血栓。超声表现示例见图2-8-1、图2-8-2。

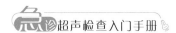

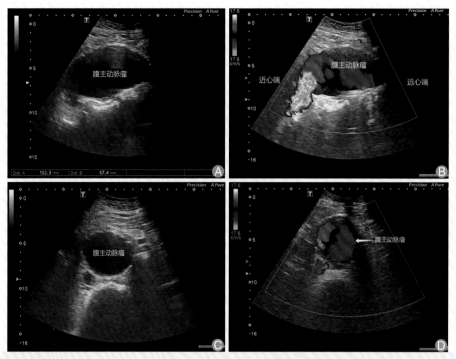

A.长轴切面显示腹主动脉局段呈瘤样扩张，长约 102 mm，较宽处内径约 57 mm，瘤体上部在脐部以上，肾动脉开口处及起始段显示不清（其他切面显示瘤体上部正常节段腹主动脉内径宽约 16 mm；瘤体下部几乎达左右髂总动脉分叉处，其下部正常节段腹主动脉内径宽约 11.4 mm）；B.长轴切面 CDFI 显示瘤体内红蓝相间的涡状血流信号［脉冲波多普勒（PW）显示动脉频谱，近心端流速约 64 cm/s，远心端流速约 38 cm/s］；C.短轴切面显示腹主动脉局部瘤样扩张；D.短轴切面 CDFI 显示红蓝血流信号相间，呈"太极图"征。

图2-8-1 腹主动脉瘤

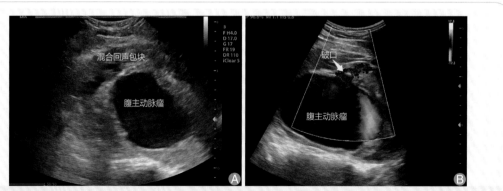

A.腹主动脉呈瘤样扩张，内径较宽处约 82.9 mm，长约 204 mm，内膜不规则增厚，内透声差，可见细弱回声点漂浮，腹主动脉周边可见不规则混杂回声包块包绕，较厚处约 45 mm；B.CDFI 显示腹主动脉瘤破裂口处红蓝色血流信号（该患者存在腹腔积血并进行性增多）。

图2-8-2 腹主动脉瘤破裂合并周围血肿

第九节　急性肺动脉栓塞

急性肺动脉栓塞是指来自全身静脉系统或右心系统的内源性或外源性栓子堵塞肺动脉及其分支，引起肺循环和呼吸功能障碍的临床和病理生理综合征，其发病率仅次于高血压与冠心病，发病凶险，致死率较高。

【临床特点】

急性肺动脉栓塞可导致机体血氧供给不足等，甚至诱发急性右侧心力衰竭。患者一般出现胸痛、咯血、咳嗽、呼吸困难、晕厥等一系列症状，但部分患者症状不典型，缺乏特异性，容易造成漏诊。

【扫查方法】

患者取左侧卧位或平卧位，探头频率3.5～5 MHz，依次扫查左心室长轴、肺动脉长轴、心尖四腔心切面及剑突下切面，常规测量各房室大小，重点观察右心房、右心室、肺动脉主干及分支内有无血栓回声；彩色及频谱多普勒检测三尖瓣反流，估测肺动脉收缩压；检查静脉有无血栓存在，特别是下肢静脉。

【超声表现】

直接征象：肺动脉主干或左、右肺动脉近端内显示血栓回声，CDFI显示血流回声不连续或变窄。

间接征象：右心增大，肺动脉增宽，右心室壁运动幅度减低，下腔静脉增宽；CDFI显示中至大量三尖瓣反流；肺动脉高压，中至重度甚至极重度；部分患者肺动脉血流频谱曲线呈肺高压型，呈双峰或窄峰型，峰值明显前移；部分患者可探及静脉内血栓，多见于下肢静脉（以往研究表明肺动脉栓塞患者下肢静脉血栓检出率为65%～75%），亦可见于颈静脉、髂静脉、上肢静脉等部位。

超声表现示例见图2-9-1、图2-9-2。

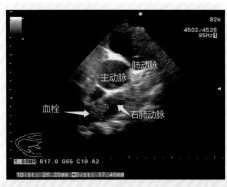

右肺动脉内径增宽，管腔内可见不规则中等回声团块，边界尚清，内回声分布欠均匀，其大小约为28 mm × 20 mm。游标所示为血栓大小。

图2-9-1　右肺动脉血栓（1）

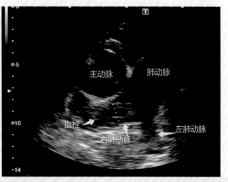

右肺动脉内径增宽，约为23.6 mm，管腔内见条状稀疏稍低回声充填。游标所示为右肺动脉内径。

图2-9-2　右肺动脉血栓（2）

第十节　急性外周静脉血栓

急性血栓是指发生在2周以内的血栓，此时血栓疏松附着于血管壁，有脱落的可能。若血栓发生的时间在2周到6个月，则称为亚急性血栓，发生脱落的可能性较小。CDFI在周围血管疾病的诊断和筛查中已经是一种不可取代的检查方式，能简便、及时、准确地诊断血栓，帮助临床确定治疗方案。

【临床特点】

下肢深静脉血栓形成的患者会出现下肢疼痛、肿胀及浅静脉曲张等症状。血栓脱落常导致肺栓塞，引起相应临床症状（详见第二章第九节）。

【扫查方法】

患者一般取仰卧位，检查腘静脉及其下段静脉时，可适当采取俯卧位或侧卧位。采用线阵探头，频率5 ~ 7.5 MHz，对于肥胖、下肢严重水肿患者，应联合凸阵探头。探头勿重压，以免压闭血管。适当调整血流速度和增益，提高低速静脉血流的显像。二维超声观察静脉走行有无变异、管壁结构、管腔内径、管腔内血栓回声强度、分布范围；CDFI观察管腔内血流充盈是否完全、有无侧支循环形成等；频谱多普勒观察血流速度等血流动力学指标。

【超声表现】

①血栓部位的静脉管径明显扩张；②急性血栓形成的数小时到数天内表现为管腔内无回声区，1周后逐渐呈低回声；③CDFI显示血栓段静脉的管腔内无血流信号；④血栓段静脉的管腔不能被压瘪；⑤Valsalva动作反应减弱或消失。超声表现示例见图2-10-1、图2-10-2。

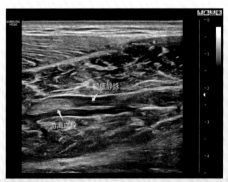

右侧胫后静脉内透声差，可见游离低回声物漂浮摆动。箭头所示为血栓。

图2-10-1　下肢游离血栓（1）

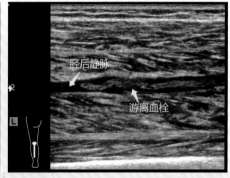

左侧胫后静脉内径宽约3.0 mm，管腔内探及条带样低回声物，宽约2.4 mm，可随呼吸轻微上下移动，与其周边的管壁间存在较细的腔隙。

图2-10-2　下肢游离血栓（2）

【注意事项】

当发现游离浮动性血栓时，不可加压探头，以免造成人为的血栓脱落。

第十一节　重症患者中心静脉压的超声评估

中心静脉压是急诊重症患者的血容量监测指标，为患者的治疗提供依据。常规的中心静脉压监测需要置入中心静脉导管，属于有创操作，且对操作人员手法熟练程度有较高要求，而超声可以无创、快速、简便、可重复地估测中心静脉压，并能避免相关并发症的发生，近年来在临床应用广泛。

一、评估血容量状况的超声参数

1.下腔静脉直径：在剑突下长轴切面上、下腔静脉距离右心房入口1~2 cm处测量（图2-11-1）。

2.下腔静脉塌陷指数：也称下腔静脉充盈指数。下腔静脉直径随呼吸运动变化，吸气时胸廓内压下降，下腔静脉回流血量增加，下腔静脉管径减小；而呼气时胸廓内压升高，下腔静脉回流血量减少，下腔静脉管径增大。超声表现示例见图2-11-2。

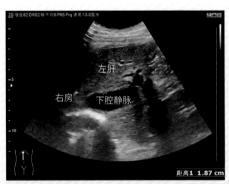

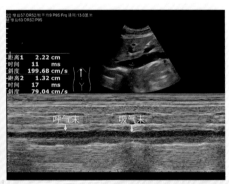

腹部剑突下长轴切面，于下腔静脉距离右心房入口2 cm处测量，游标所示为下腔静脉内径。

图2-11-1　下腔静脉内径测量

M型超声心动图上测量呼气末和吸气末下腔静脉内径，分别为22.2 mm及13.2 mm。

图2-11-2　下腔静脉塌陷率指数

计算公式：下腔静脉塌陷指数=（呼气末下腔静脉内径-吸气末下腔静脉内径）/呼气末下腔静脉内径。

下腔静脉塌陷指数正常值：15%~45%。当有效循环血容量减少时，下腔静脉塌陷，其管径随呼吸运动变化幅度增大。

自主呼吸时测量下腔静脉直径及下腔静脉塌陷指数估测中心静脉压的临床意义详见表2-11-1。

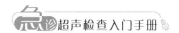
表 2-11-1　测量下腔静脉直径及下腔静脉塌陷指数估测中心静脉压

下腔静脉直径（cm）	下腔静脉塌陷指数	中心静脉压（cmH₂O）
< 1.5	≥ 50%（显著塌陷）	0 ~ 5
1.5 ~ 2.5	≥ 50%	5 ~ 10
1.5 ~ 2.5	≤ 50%	10 ~ 15
> 2.5	≤ 50%	15 ~ 20
> 2.5 伴肝静脉扩张	几乎无塌陷	> 20

二、超声测量下腔静脉塌陷指数的影响因素

1.操作者的手法和经验。

2.患者不配合、躁动、不能保持标准体位、用力呼吸等；患者用力深呼吸时，下腔静脉塌陷率明显增大，但与其容量状态无关。

3.呼吸机辅助通气的影响：急性呼吸窘迫综合征患者在呼吸机吸气末正压辅助通气时，气道内压增大，胸腔压、右心房压、下腔静脉压均升高，使静脉内径变大，回流量减少，下腔静脉塌陷率不能准确评估血容量状况。

4.心力衰竭患者水钠潴留，血容量增多，心脏前负荷显著增高，静脉回流障碍，下腔静脉增宽，吸气塌陷减少，此时下腔静脉扩大与容量状态无关。

参考文献

[1] GAO R，JIA D H，ZHAO H M，et al. A diaphragmatic hernia and pericardial rupture caused by blunt injury of the chest：a case review[J]. J Trauma Nurs，2018，25（5）：323-326.

[2] 谭国娟，刘宏斌，刘宏伟，等. 急诊床旁超声心动图诊断老年急性心肌梗死并发特殊类型的心脏破裂病例分析[J]. 中华老年心脑血管病杂志，2020，22（8）：832-835.

[3] BECKER R C，GORE J M，LAMBREW C，et al. A composite view of cardiac rupture in the united states national registry of myocardial infarction［J］. J Am Coll Cardiol，1996，27（6）：1321-1326.

[4] PINEDA-DE PAZ D O，HERNÁNDEZ-DEL RIO J E，GONZÁLEZ-PADILLA C，et al. Left ventricular free-wall rupture，a potentially lethal mechanical complication of acute myocardial infarction：an unusual and illustrative case report[J]. BMC Cardiovasc Disord，2019，19（1）：80.

[5] 边圆，王甲莉，程凯，等. 2016年欧洲心脏病学会急性心力衰竭指南解读[J]. 中华急诊医学杂志，2016，25（7）：849-853.

[6] 欧邦豪，李博. 多普勒超声心动图在诊断急性心力衰竭中的临床价值探析[J]. 现代医用影像学，2019，28（7）：1666-1667.

[7] MATTHIA E，ALTSHULER E，NAIK D K. Delayed presentation of pericardial tamponade following blunt chest trauma[J]. BMJ Case Rep，2021，14（3）：e240317.

[8] MAIA A D S，CUNHA A B D，PEREIRA M A S，et al. Late cardiac tamponade in a patient victim of

penetrating trauma-case report[J]. Braz J Cardiovasc Surg，2020，35（6）：1017-1019.

[9] 毕颖斐，高鑫，毛静远. 急性心包填塞病因分析及鉴别诊断1例[J]. 临床心血管病杂志，2016，32（8）：862-863.

[10] OKUTUCU S，FATIHOGLU S G，LACOSTE M O，et al. Echocardiographic assessment in cardiogenic shock[J]. Herz，2020，46（5）：467-475.

[11] SUZUKI T，TAJIRI K，SEKINE I. Cardiac tamponade as cardio-oncologic emergency disease[J]. Gan To Kagaku Ryoho，2020，47（6）：881-884.

[12] 王新房，谢明星. 超声心动图学[M]. 5版. 北京：人民卫生出版社，2016.

[13] 吴庆法，李庆军，李泽林，等. 超声心动图检查对应激性心肌病的诊断价值探讨[J]. 中国医学工程，2018，26（12）：68-71.

[14] 罗晓亮，李佳，赵雪燕，等. 应激性心肌病临床特点及预后分析[J]. 中国循环杂志，2018，33（9）：884-888.

[15] HANNAN A，KHALID M F，YASMEEN S. Germ cell tumor and Takotsubo cardiomyopathy：a treatment dilemma[J]. Pak J Med Sci，2018，34（4）：1030-1033.

[16] MOADY G，VONS S，ATAR S. A comparative retrospective study of patients with Takotsubo syndrome and acute coronary syndrome[J]. Isr Med Assoc J，2021，23（2）：107-110.

[17] 魏俊涛，李慧敏，聂昆，等. Tako-Tsubo心肌病的超声心动图表现[J]. 临床超声医学杂志，2016，18（6）：428-429.

[18] 黄俊，颜紫宁，沈丹，等. 右心游离血栓致肺动脉栓塞一例[J]. 中华急诊医学杂志，2016，25（5）：695.

[19] 中国医师协会心血管外科分会大血管外科专业委员会. 主动脉夹层诊断与治疗规范中国专家共识[J]. 中华胸心血管外科杂志，2017，33（11）：641-654.

[20] 张易薇，王斌，张丽，等. 实时三维经食管超声心动图评估主动脉夹层[J]. 中国医学影像技术，2019，35（9）：1291-1294.

[21] ELSAYED R S，COHEN R G，FLEISCHMAN F，et al. Acute type A aortic dissection[J]. Cardiol Clin，2017，35（3）：331-345.

[22] 练睿，闫圣涛，张素巧，等. 经胸心脏超声对A型急性主动脉夹层诊断价值的荟萃分析[J]. 中华急诊医学杂志，2016，25（10）：1284-1290.

[23] 闫卫，郑春华，张明明，等. 超声心动图诊断主动脉窦瘤破裂的价值[J]. 中国超声医学杂志，2015，31（7）：658-660.

[24] 李向农，江明宏. 腹主动脉瘤破裂超声误诊分析[J]. 中华急诊医学杂志，2015，24（11）：1280-1282.

[25] WATSON J D B，GIFFORD S M，BANDYK D F. Aortic aneurysm screening using duplex ultrasound：choosing wisely who to examine[J]. Semin Vasc Surg，2020，33（3/4）：54-59.

[26] 童文静，邱俊芬，周余旺，等. 超声诊断肺动脉栓塞及评估溶栓治疗疗效的研究[J]. 临床超声医学杂志，2019，21（1）：62-64.

[27] KALIVODA E J，RIVERA RODRIGUEZ K，CABRERA G. Right heart thrombus in transit diagnosed with focused cardiac ultrasound in the emergency department[J]. Cureus，2020，12（7）：e9354.

[28] 贺芬宜，严赟，司徒明珠. 超声心动图联合下肢深静脉超声对急性肺栓塞诊断的临床价值研究[J]. 中国超声医学杂志，2018，34（12）：1084-1087.

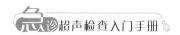

[29] 包凌云，贾凌云，李朝军，等. 腹部及外周静脉血管超声若干临床常见问题专家共识[J]. 中国超声医学杂志，2020，36（11）：961-968.

[30] ROBERT-EBADI H，RIGHINI M. Should we diagnose and treat distal deep vein in thrombosis?[J]. Hematology Am Soc Hematol Educ Program，2017，2017（1）：231-236.

[31] 杨丽，黄晓玲. 下腔静脉直径及其塌陷指数在血容量评估中的应用[J]. 影像研究与医学应用，2017，1（10）：14-16.

[32] CIOZDA W，KEDAN I，KEHL D W，et al. The efficacy of sonographic measurement of inferior vena cava diameter as an estimate of central venous pressure[J]. Cardiovascular Ultrasound，2015，14（1）：33.

第三章

腹部脏器急诊超声

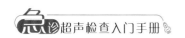

第一节 腹部脏器破裂

腹部脏器破裂是临床较为常见的急性创伤性疾病，常见原因为外伤，包括高处坠落、交通事故、暴力打击等，发病迅速且危害性大，病死率和致残率较高，需要紧急、准确地诊断与治疗。腹部外伤性内脏破裂以实质性脏器占绝大多数，如脾脏、肝脏、肾脏多见，而胰腺为腹膜后器官，位置较深，破裂相对较为少见。此外，脏器内较大肿块或靠近包膜的肿块较易发生自发性破裂，超声检查可以作为首选诊断方法。

超声检查能及时发现内脏的破损部位、范围及估算出血量，协助临床医师决定治疗方式，在创伤性腹腔脏器破裂的诊断及治疗方面具有重要的临床意义。检查时可依据患者具体情况采取适宜的体位或进行床旁超声检查，尽量减少患者的体位移动，以免造成二次损伤。必要时，如左侧胸部或腹部存在创伤时，检查者可以移至患者的左侧检查脾脏和左肾，而无须让患者侧身检查。超声扫查时可以先进行FAST检查（详见第一章第二节），重点放在患者受损伤的部位，先观察实质脏器，重点探查肝、脾、胰腺、双肾等脏器的大小、边界、包膜和内部回声情况，再观察膀胱、胆囊等空腔脏器壁的连续性和包膜等情况。

由于创伤程度和范围不一，腹部脏器破裂的超声表现可以多种多样，但通常具备以下特点：①受损的实质脏器包膜连续性发生中断，部分伴有不规则无回声区或低回声区向实质内延伸，此为断裂口位置；或脏器包膜连续性尚完整，但实质内出现不规则的无回声区或低回声区，此为内部实质损伤和血肿形成区。②伴血肿形成时，实质内可见不规则的低-无回声区或混合回声区，甚至由血肿机化而出现强回声区。③脏器包膜完整时可不伴腹腔积液，包膜破损时则出现腹腔积液。需要注意的是，部分患者受伤后处于平卧位，当腹腔内液体量较少时，受体位影响，液体首先聚集在肝肾夹角和脾肾夹角处，检查时切勿遗漏。④受损脏器部位在扫查时可出现轻压痛或反跳痛。

一、肝破裂

肝脏是人体最大的实质性脏器，血供丰富，外伤暴力很容易引起破裂出血。肝右叶的损伤破裂多于肝左叶，破裂部位以膈面较多见，有时在裂口对应部位伴有肋骨骨折。发生在脏面的破裂，尤其是邻近肝门者，可能会合并下腔静脉或门静脉破裂，可因迅速大量出血而发生休克甚至死亡。

大多数情况下肝破裂为包膜和实质同时破裂，少数患者损伤当时仅有实质破裂而包膜未破，一段时间以后才出现包膜破裂出血，称为延迟性破裂。此外，若肝包膜下存在占位性病变，如较大的肝癌肿块，在患者剧烈咳嗽、打喷嚏或突然体位改变时，可能会发生自发性破裂。

【临床特点】

肝破裂的临床表现以腹腔内出血及血液或胆汁引起的腹膜刺激征为主，其严重程度常与出血量和出血速度密切相关。出血量大、出血速度快的患者很快就出现低血容量性休克；出血量少、出血速度慢的患者症状相对较轻，可仅仅表现为剑突下或右上腹轻度疼痛而无其他明显症状，容易造成误诊、漏诊；肝脏包膜下血肿延迟性破裂时可因突然大出血而造成休克；合并创伤性胆囊或主要胆管损伤时，因胆汁外溢，可引起剧烈的腹膜刺激性疼痛，伴有压痛、反跳痛和腹肌紧张。

【扫查方法】

患者常规采取仰卧位，必要时取侧卧位、俯卧位，病情严重或怀疑伴脊柱损伤者尽量减少搬动。采用频率3.5～5 MHz凸阵探头，置于剑突下、右侧肋缘下及右侧第4～8肋间，在右季肋区及右侧腹部对肝脏进行纵切面、横切面等多方位、多角度的连续扫查，以受伤着力点、疼痛处为扫查重点。主要观察肝脏包膜完整性、肝脏形态、大小、实质回声、肝门区结构、肝包膜下及周围有无积液或异常回声改变；同时注意观察肝肾夹角，脾肾夹角，腹腔、盆腔有无异常积液，以及积液深度、范围和积液透声情况。采用CDFI观察肝包膜下或实质内异常回声区域有无血流信号。外伤患者应同时注意观察腹腔其他脏器有无损伤，检查时还应密切关注患者生命体征。

【超声表现】

1.肝包膜下血肿：肝包膜连续，包膜下可见低回声或无回声区，呈梭形、新月形。该处的包膜可向肝轮廓外隆起，无回声区后缘可压迫深处的肝实质。有活动性出血者，血肿呈高回声，或可见点状高回声外溢并在血肿内移动。陈旧性积血者无回声区内透声较差，可出现点状弱回声或条索状回声。靠近肝包膜的肝脏占位性病变（如肝癌）发生破裂时，于肿块边缘肝包膜下见无回声区，腹腔可探及游离无回声区。

2.中央型破裂：肝包膜连续，肝脏大小正常或肿大，形态较为规则，肝内局部可见不规则片状低回声或高回声区，边界尚清晰或欠清晰，回声分布不均匀。破裂区域较大时肝内可探及不规则血肿，活动性出血时呈高回声，范围逐渐增大，局部放大可见点状高回声由破裂口处外溢。可不伴腹腔积液或仅在肝肾间隙间探及少量积液。

3.真性肝破裂：为最常见的肝破裂，肝实质及肝包膜同时破裂，肝包膜回声连续性中断，肝脏外形失常，体积增大；肝实质边界模糊，回声杂乱，内探及不规则片状非均质高回声、低回声及混合回声区，分布杂乱，并可见非均质区自肝实质中央延伸至包膜下及包膜回声中断处。CDFI显示损伤区多无明显血流信号。肝肾间隙、腹腔、盆腔内可探及中大量不规则积血无回声区，一般透声较差。

超声表现示例见图3-1-1～图3-1-7。

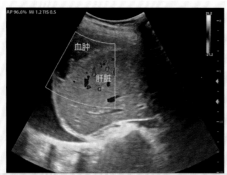

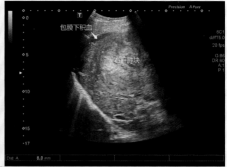

肝脏包膜下可见新月形无回声区，其内透声欠佳，见细小点状弱回声及条索状回声，血肿深处的肝实质受压。

图3-1-1　外伤性肝破裂，肝脏包膜下血肿形成

右肝包膜下可见新月形无回声区，宽约8mm。

图3-1-2　巨块型肝癌肿块自发性破裂

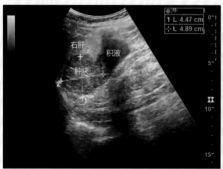

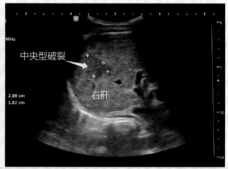

图3-1-3　右肝后叶下段肝癌合并局部破裂伴肝包膜下积液

右肝内局部可见范围约为28.9mm×18.2mm不规则片状低回声区，边界尚清晰，形态不规则，内回声分布欠均匀。

图3-1-4　外伤性右肝中央型破裂（1）

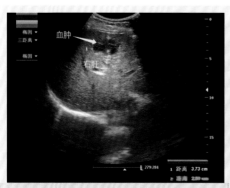

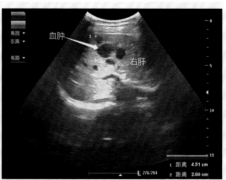

右肝内可见范围约为37.3mm×25.1mm无回声区，边界清，形态尚规则，为血肿形成，游标所示为血肿范围。

图3-1-5　外伤性右肝中央型破裂（2）

右肝内可见范围约为45.1mm×26.4mm无回声区，形态不规则，边界欠清，内隐约见细小高回声点。

图3-1-6　外伤性右肝中央型破裂伴肝内血肿形成

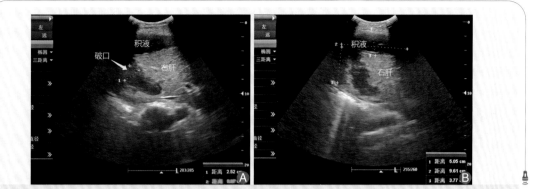

A.33 岁男性，外伤后超声见肝膈面后部包膜连续性中断，较宽处 25.2 mm，可见向肝内延伸，深约 59.7 mm；B. 肝周见积液无回声区，范围约（50.5 + 96.1）mm×37.1 mm。

图3-1-7　外伤性真性肝破裂

二、脾破裂

脾脏是一个血管丰富、质地较脆的实质性脏器，外伤暴力容易引起破裂，脾破裂的发生率居腹部闭合性创伤的首位。脾脏组织含有丰富的血窦，当发生脾损伤时，容易因大量出血迅速导致失血性休克。

【临床特点】

患者多有外伤史，临床表现以腹腔内出血及血液引起的腹膜刺激症状为主要特征，并常与出血量和出血速度密切相关。出血量大、出血速度快者很快就出现低血容量性休克；出血量少、出血速度慢者症状轻微，除左上腹轻度疼痛外无其他明显症状，随时间的推移，出血量越来越多才出现休克，也可因包膜下血肿突然破裂而大出血。因血液对腹膜有刺激作用，症状多表现为持续性腹痛，伴有压痛、反跳痛和腹肌紧张，以左上腹明显。临床上约85%的脾损伤破裂为真性破裂，破裂部位多见于脾上极及膈面，发生在脏面的破裂若邻近脾门，则有脾蒂撕裂的可能，可因出血量大而迅速发生休克，抢救不及时可致死亡。

【扫查方法】

患者常规采取仰卧位，必要时取侧卧位、俯卧位等，病情重及怀疑脊柱损伤者进行床旁探查，尽量减少搬动。一般采用频率3.5 ~ 5 MHz的凸阵探头（年幼者、脾体积极小或极度消瘦患者可以采用线阵探头），置于左侧腋前线至腋后线间第7 ~ 11肋骨间隙多方位扇扫，观察脾脏包膜完整性、脾脏有无肿大、脾实质内回声是否均匀、脾包膜下及周围有无积液或弱回声/低回声/混合回声等改变；观察腹腔有无积液、积液的深度及液体的透声情况。采用CDFI观察脾包膜下或实质内异常回声区域有无血流信号。外伤患者应同时注意观察肝脏、胰腺、肾脏等实质脏器有无损伤、左横膈有无增厚、左胸腔有无积液等，怀疑合并肋骨骨折患者可采用高频探头扫查肋骨，有时可发现X线不能显示的细小骨折，表现为骨质强回声线的中断、错位等。

【超声表现】

1.脾包膜下破裂：程度较轻者，脾脏形态和大小常无明显改变，包膜的连续性完整，脾

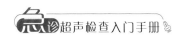

实质内出现边界模糊的低回声区，部分呈斑片状，回声欠均匀。程度较重者，脾脏形态饱满、体积增大，部分可出现外形失常，此时脾脏包膜尚完整，包膜下可见梭形或不规则形低回声/无回声包块，较大的包块压迫周围脾实质及包膜，可造成包膜表面凹凸不平；脾实质可同时伴有无回声区，数目不一，大小不等，部分内可见细小弱回声点漂浮。CDFI在上述区域可探及星点状血流信号。当无回声区内出现不规则强回声时，提示血肿内有凝血块形成，血肿机化。

2.脾实质内血肿（中央型破裂）：通常脾脏体积增大，形态饱满，包膜尚完整，脾实质内见散在无回声、低回声或混合性回声，边界不清，内回声不均匀。不合并其他脏器损伤的情况下腹腔通常无明显游离无回声区。CDFI显示脾实质内异常回声区内部可见少量星点状血流信号或无信号。

3.脾实质破裂（真性脾破裂）：脾脏外形失常，包膜不规则或连续性中断，脾实质内可见不规则的中等回声及低回声或无回声区，合并凝血块，机化时可伴片状不规则的混合回声或稍强回声；脾周可见无回声区自破裂口周围包绕，腹腔可见游离无回声区。CDFI在脾损伤区见少量星点状血流信号或无信号显示。超声表现示例见图3-1-8～图3-1-13。

超声检查对脾创伤后监测作用：通过超声复查来观察腹腔积液有无增加及增加快慢，间接判断有无活动性出血及活动性出血的速度。若多次超声复查腹腔积液无明显增加，提示无活动性出血，患者病情平稳，大多可保守治疗；若短期内超声复查发现腹腔积液明显增多，提示存在较大的活动性出血，大多需要手术治疗。

【注意事项】

延迟性脾破裂多在伤后48～72小时内发生，少数可延至数周。被膜下及中央型破裂，血肿逐渐增大到一定程度，当腹压增加或再损伤时，可导致被膜破裂；或真性脾破裂后，由于周围组织包裹而形成局部血肿，之后有可能再破溃出血。因此，需要综合临床表现，及时复查超声观察脾脏实质内及周围血肿的存在和演变过程，以防漏诊。特别是患者症状、体征发生新的变化或原有症状加剧时，应及时复查超声。

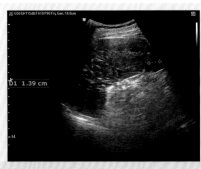
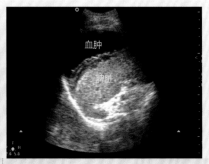

脾脏稍肿大，形态尚规则，包膜完整，脾实质内可见斑片样低回声区，边界欠清，脾脏下极可见宽约13.9 mm弧形无回声区。游标所示为脾脏下极包膜下血肿。

图3-1-8 外伤性脾脏包膜下破裂（1）

脾脏包膜下可见无回声区，透声尚可，后方脾实质受压。

图3-1-9 外伤性脾脏包膜下破裂（2）

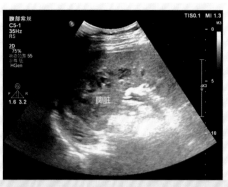

脾脏包膜尚完整，体积稍增大，实质内见散在混合性回声区，边界不清，内回声不均匀。

图3-1-10　外伤性脾脏实质破裂

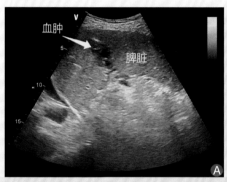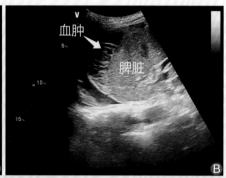

A.脾形态饱满，厚约54 mm，肋下（-），实质回声分布不均匀，可见多个不规则低-无回声区，边界不清，回声分布不均，其一范围约29 mm × 24 mm；B.脾上极包膜下可见一范围约73 mm × 44 mm非均质混合回声区，内稍高回声及低、无回声混杂，脾周可见宽约10 mm的无回声区。

图3-1-11　脾实质破裂合并血肿

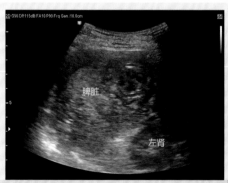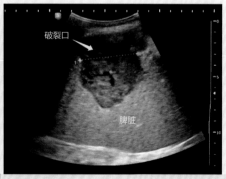

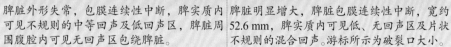

脾脏外形失常，包膜连续性中断，脾实质内可见不规则的中等回声及低回声区，脾脏周围腹腔内可见无回声区包绕脾脏。

图3-1-12　外伤性脾实质破裂（真性脾破裂）

脾脏明显增大，脾脏包膜连续性中断，宽约52.6 mm，脾实质内可见低、无回声区及片状不规则的混合回声。游标所示为破裂口大小。

图3-1-13　巨脾合并脾实质破裂（真性脾破裂）

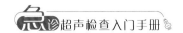

三、肾破裂

肾破裂是上泌尿生殖道中最常见的损伤，按病因可分为外伤性肾破裂、医源性肾破裂和自发性肾破裂。外伤性肾破裂由闭合性或开放性肾外伤引起，由于肾脏位于腹膜后，受到了良好的保护，非常强大的暴力才能损伤肾脏，通常还会导致周围脏器组织受损；医源性肾破裂常为经皮肾穿刺活检、肾造瘘、经皮肾镜碎石术、体外冲击波等所致；自发性肾破裂多由患者的凝血功能障碍、肾肿瘤、血管畸形等病变引起。

【临床特点】

肾损伤的临床表现与外伤类型和程度有关，主要症状如下。①休克：严重肾裂伤、肾蒂血管破裂或合并其他脏器外伤时，常发生休克；②血尿：患者大多有血尿，但有时血尿与肾损伤程度并不一致；③疼痛：肾包膜下血肿、肾周围软组织外伤等可引起患侧腰、腹部疼痛，血液、尿液进入腹腔时可出现全腹疼痛和腹膜刺激症状；④腰腹部肿块：血液、尿液进入肾周围组织可引起局部肿胀，形成肿块，有明显的触痛和肌肉强直；⑤发热：血肿吸收可致发热，此外肾损伤所致肾周血肿、尿外渗容易继发感染。

【扫查方法】

采用频率3.5～5 MHz的凸阵探头，被检者取仰卧或侧卧、俯卧位。应注意多切面全面观察肾脏包膜的完整性、肾脏有无肿大、肾实质内回声是否均匀、肾包膜下及周围有无积液或弱回声/低回声/混合回声等改变。使用CDFI观察肾包膜下或实质内异常回声区域有无血流信号。肾损伤出血诊断明确后，应常规扫查膀胱是否存在凝血块，还应注意扫查腹腔是否合并其他脏器如肝、脾、胰的损伤。

【超声表现】

根据肾脏损伤严重程度，可分为肾挫伤、肾实质裂伤、肾盏撕裂及肾广泛撕裂4类，随损伤程度的不同而出现不同的超声表现，具体如下。

1.肾挫伤：肾脏体积可轻度增大，包膜完整，包膜下可见新月形或梭形的弱回声、低回声或高回声区。受损的局部肾实质回声增强，内可有小片状低回声区。CDFI显示肾脏血流无明显改变。

2.肾实质裂伤（伴包膜破裂）：肾脏弥漫性或局限性肿大，包膜回声中断，受损的实质内见不规则的弱回声、无回声区。肾周出现低回声、无回声区包绕。CDFI显示肾周无回声区内无明显血流信号。

3.肾盏撕裂：肾脏包膜尚连续，体积可明显增大；受损处肾实质回声不均匀，可见紊乱的无回声及低回声区；肾窦范围扩大，与肾实质分界模糊不清，回声杂乱，可出现不规则无回声区；肾盂、肾盏扩张，内见无回声区，透声较差或有云雾状低回声漂浮，部分患者可见呈较高回声的凝血块。

4.肾广泛撕裂：是严重的肾脏创伤，同时伴肾实质和肾盏的受损。肾脏包膜不清，内部结构模糊，肾周出现大量积血、积液包绕，伴淤血机化时显示为紊乱的混合回声区。CDFI显示受损区域因血管断裂而血流信号消失。

此外，靠近肾脏包膜的肿块也可发生破裂出血。超声显示在原有肿块基础上，肾周出现杂乱的无回声区，可包绕、挤压肾脏，导致肾区结构、轮廓模糊不清，有时仅见小部分正常肾脏回声。CDFI显示破裂处可见血流信号，部分可探及往返频谱信号。

超声表现示例见图3-1-14～图3-1-18。

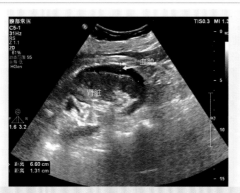

肾脏中下部背侧包膜下可见新月形无回声区，范围约为66 mm × 13.1 mm，内透声尚可，后方肾实质稍受压。游标所示为包膜下血肿的范围。

图3-1-14　肾挫伤合并包膜下血肿形成

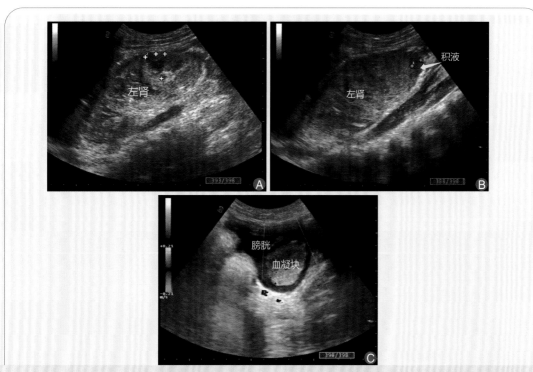

A.4岁男性患者摔伤就诊，超声见左肾体积增大，形态饱满，包膜不连续，实质回声增强，回声分布不均匀，左肾实质内见楔形低－无回声区，尖端朝向肾门，长约19.9 mm，基底宽约15.8 mm；B.该患者左肾包膜下可探及不规则低－无回声区，较宽处约8.5 mm；C.该患者膀胱内可探及大小约为35 mm × 33 mm中等回声团（血凝块），与膀胱壁无粘连，可随体位改变移动。

图3-1-15　肾实质裂伤（伴包膜破裂）

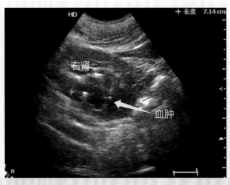

右肾体积增大，中下部可见范围约为 71 mm × 57 mm × 52 mm 混合回声区，边界不清，内部回声紊乱，肾窦与肾实质分界不清。游标所示为血肿长度范围。

图3-1-16　右肾肾盏撕裂合并血肿形成

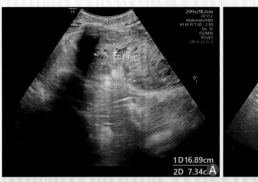
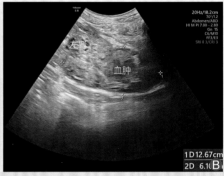

A. 左肾形态欠规则，体积明显增大，范围约为 169 mm × 73 mm，包膜欠完整、不清晰，内部结构模糊不清，肾周可见不规则低回声带环绕。游标所示为左肾范围。B. 该患者左肾下极探及一范围约 127 mm × 61 mm 混合回声区，形态不规则，边界不清，内回声高低杂乱，提示血肿形成并部分机化。游标所示为左肾下极混合回声区范围。

图3-1-17　外伤致左肾广泛撕裂患者

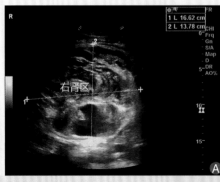
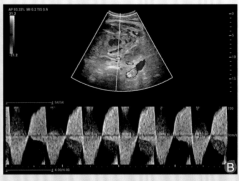

A.31 岁男性患者，肾功能不全 3 年，规律血液透析半年，发热 1 周就诊。超声检查显示右肾轮廓不清，右肾区见范围约 166 mm × 138 mm × 158 mm 混合回声包块，边界欠清，周边可见少量类似肾脏组织，内部回声杂乱，可见多发斑片状高回声区及多个无回声区，其中一无回声区大小约为 54 mm × 46 mm，内透声欠佳。B.CDFI 显示混合回声包块内及周边见血流信号，PW 可探及双期往返频谱。

图3-1-18　右肾错构瘤破裂伴活动性出血

四、胰腺破裂

胰腺位于腹膜后，前有腹壁和内脏保护，一般不易发生损伤，轻度损伤仅有水肿和局部出血，严重损伤可发生坏死和出血，可继发假性囊肿、脓肿。

【临床特点】

患者多有外伤病史及上腹部疼痛症状。损伤原因多为车把、汽车方向盘等撞击上腹部。若暴力直接作用上腹部中线，常伤及胰腺头颈部和体部；若暴力作用于脊柱的左侧，则常伤及胰体、胰尾部。急性胰腺破裂以体、尾部多见。因胰腺位于腹膜后，位置深，前方受肠道气体干扰较明显，细小部位破裂超声较难发现。胰腺外伤后，侵蚀性强的胰液外溢，可导致胰液性腹膜炎，死亡率较高。

【扫查方法】

采用频率3.5～5 MHz的凸阵探头，患者采取平卧位，检查重点放在患者直接受到暴力作用的位置。二维超声观察胰腺形态、大小、回声及周围组织情况，注意勿遗漏胰尾部及胰腺周围，必要时扩大扫查范围。CDFI观察胰腺及周围组织的血流变化情况。

【超声表现】

Ⅰ级（胰腺表浅裂伤，不伴主胰管损伤）和Ⅱ级（胰腺较重挫伤或裂伤而主胰管未损伤）：胰腺轮廓欠清、边缘模糊，体积不同程度增大，实质回声减低，主胰管完整。Ⅰ级者胰腺周围无明显无回声区或显示细窄带样无回声区；Ⅱ级者胰腺周围见不规则、边界不清的低-无回声血肿区。可于胰周小网膜囊、脾周、脾肾隐窝等部位探及无回声区，严重者腹腔可见积液。

Ⅲ级（远端胰腺横断伤伴主胰管损伤）和Ⅳ级（近端胰头部裂伤或横断伤伴主胰管损伤）：胰腺形态不规则，局部肿胀，横断伤处与周边界限不清，断端处见不完全或完全性回声中断；胰腺回声增强、分布不均匀，胰体尾部可见不规则混合型回声区，主胰管回声中断。胰腺腺体断端间、胰周、脾周、小网膜囊、肝肾隐窝、腹腔可见积液。

Ⅴ级（广泛的胰头部损伤）：胰腺形态失常，体积明显增大，边界不清，边缘不规则，实质回声不均匀，可见中、低、强的杂乱回声，破裂口处可见无回声；胰周、肝前、脾周、小网膜囊、脾肾隐窝、肝肾隐窝、腹腔见明显积液。CDFI显示损伤的胰头部位未见明显血流信号。

超声表现示例见图3-1-19、图3-1-20。

五、膀胱破裂

膀胱未充盈时受到骨盆及周围脂肪组织的保护，一般不容易受伤，膀胱充盈状态下受到外力打击容易引起破裂。外伤单纯引起膀胱破裂较少见，多合并其他脏器损伤，约10%骨盆骨折患者合并膀胱破裂。

【临床特点】

有下腹部外伤史，特别是有骨盆骨折，伤后不能排尿或尿量减少，有不同程度的腹膜刺

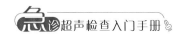

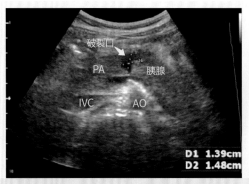

胰体部实质内见范围约为 13.9 mm × 14.8 mm 低 - 无回声区，形态欠规则，边界欠清晰。游标所示为裂伤范围。PA：胰腺；AO：腹主动脉；IVC：下腔静脉。

图3-1-19 胰腺体部破裂

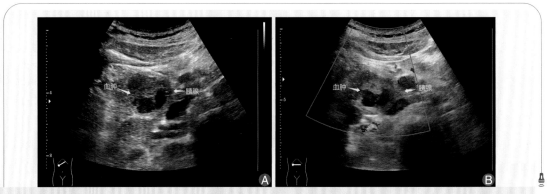

A. 胰头部结构欠清，可见混合回声区，边界欠清，形态不规则；B.CDFI 示胰头部混合回声区未见明显血流信号。

图3-1-20 胰头破裂

激症状，出现血尿或耻骨上区疼痛及压痛的患者应考虑可能存在膀胱损伤。

【扫查方法】

采用频率3.5～5 MHz的凸阵探头，被检者取仰卧位或侧卧位，常规扫查腹部脏器后，注意观察腹腔及盆腔是否有无回声区，对出现血尿或骨盆骨折的患者，要重点对膀胱区进行详细的扫查，观察膀胱的充盈情况、膀胱壁的连续性及膀胱腔内有无异常回声等；当探及膀胱破裂时，应测量破裂口的宽度。

【超声表现】

膀胱壁连续性中断，膀胱内充盈不良，探头轻压时可见膀胱内尿液向外流动形成"涌泉"状回声。CDFI可示膀胱壁回声中断处有尿液流动造成的多普勒效应（图3-1-21）。

超声除可直接观察膀胱破裂的部位、破裂口的大小外，还可根据积液分布的不同区分膀胱破裂属于腹膜内型还是腹膜外型：腹膜内型破裂多在膀胱充盈时发生，破裂口多在膀胱顶部，积液常位于膀胱上方周围和膀胱直肠（子宫）隐窝，并可扩散至肠间隙，甚至肝、脾周围；腹膜外型破裂多为骨盆骨折所致，破裂口多在膀胱前侧壁和近膀胱颈部，积液常位于膀胱前间隙和周围间隙，并可延伸到前侧腹壁的皮下，或沿输尿管周围疏松组织蔓延到肾区，向前达脐部，向后至直肠后骶前间隙。膀胱多处损伤时，上述两种类型的破裂可同时存在。

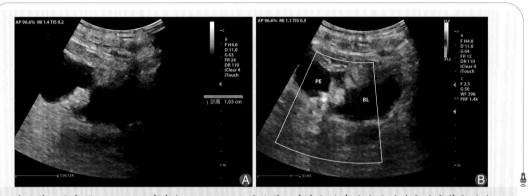

A. 膀胱壁可见宽约 1.03 cm 回声中断；B.CDFI 示膀胱壁回声中断处有尿液流动造成的多普勒效应。（PE：破裂口；BL：膀胱）

图3-1-21　膀胱破裂
（该图由河南省濮阳市油田总医院卞福宝医师提供）

第二节　急性出血坏死性胰腺炎

急性胰腺炎为常见的临床急腹症，是由多种病因引起的胰酶在胰腺内被激活，导致胰腺组织自身消化、水肿、出血甚至坏死的急性炎症反应。其发病率较高，诱因包括酗酒、暴饮暴食、十二指肠梗阻、代谢紊乱等。急性胰腺炎根据其症状轻重分为水肿型和出血坏死型，后者病情危急，属于超声危急值之一。

【临床特点】

急性出血坏死性胰腺炎的典型临床表现为上腹部疼痛，可向腰背部、肩胛部放射，同时可伴有腹胀、呕吐、发热、黄疸、出血甚至休克等症状。

【扫查方法】

胰腺常规检查前患者应禁食8小时以减少胃内容物及肠道气体的干扰，急诊检查时则无须禁食。患者常规采取仰卧位，必要时可采取左/右侧卧位、半卧位、坐位及俯卧位。检查时可嘱患者深吸气，利用肝下移作为透声窗。选用频率3～5 MHz的凸阵探头，对于较瘦弱者及婴幼儿可选用高频线阵探头。于剑突下进行连续横切、纵切扫查，完整显示胰腺，观察胰头、胰体、胰尾及周围结构，胰尾显示欠佳时可采用左肋间斜切以脾脏作为透声窗来观察。重点观察胰腺大小、形态、回声、主胰管完整性、胰周有无积液、周围组织结构有无异常、胸腹腔有无积液等。

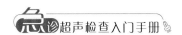

【超声表现】

①胰腺弥漫性肿大，以前后径增大为主（胰头厚度＞2.5 cm，胰体、胰尾厚度＞2 cm为增大）；②胰腺形态不规则，边缘模糊，包膜可出现连续性中断；③实质回声增粗、分布不均匀，可出现斑片状低回声、无回声或强回声区；④胰周常见不规则积液、积脓或假性囊肿；⑤胰腺周围静脉受压，脾静脉、下腔静脉、门静脉等可受压变窄；⑥可伴有胸腔、腹腔积液。超声表现示例见图3-2-1～图3-2-4。

【鉴别诊断】

1.其他引起上腹部疼痛的疾病：如急性胆囊炎、胆管炎等，结合患者相关病史、临床表现及实验室检查结果可予以鉴别。注意急性胆囊炎、胆管炎可合并胰腺炎存在。

2.与胰腺肿瘤相鉴别：胰腺肿瘤形态不规则，常侵犯周围组织，与周围组织分界不清，与胰腺炎局限性肿大不易鉴别，可结合患者的相关病史、临床表现及实验室检查结果进行甄别。胰腺炎一般病程短、发病急，而肿瘤多以慢性腹痛前来就诊；胰腺癌好发于胰头部，多为低回声、边界模糊、向周围组织浸润，同时可伴胰腺周围淋巴结肿大。

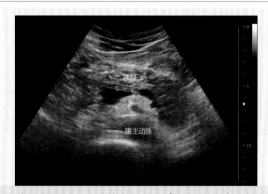

胰腺弥漫性增大，边缘模糊，回声增粗，分布不均。

图3-2-1　急性出血坏死性胰腺炎（1）

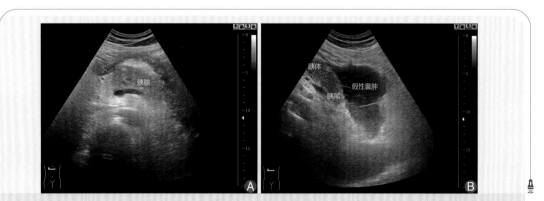

A.胰腺增大，实质回声减低，回声分布不均匀，以体尾部明显，主胰管显示不清；B.胰体尾部周围可见不规则无回声区，范围约61 mm × 102 mm × 43 mm，透声尚可，内可见多条细线状分隔带。

图3-2-2　急性出血坏死性胰腺炎（2）

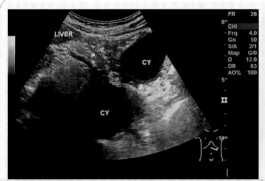

胰腺轮廓欠清，实质光点增粗，回声分布欠均匀，其内可见多发强回声斑，主胰管内径约 8.9 mm。胰尾部可见多个囊性包块，边界尚清，形态尚规则，内透声欠佳，内可见细弱回声点漂浮，较大者约 73 mm × 53 mm。LIVER：肝脏；P：胰腺；CY：囊肿。

胰腺轮廓欠清，实质光点增粗，回声高低不均，主胰管内径不扩张；胰头部可见混合回声包块，形态尚规则，边界尚清，大小约 30 mm × 27 mm，其内以无回声为主，可见少量稍高回声。胰体及胰尾周围可见一范围约 153 mm × 84 mm 混合回声包块，形态不规则，边界欠清，内见无回声及混乱的高回声。ST：胃；P：胰腺；CY：囊肿。

图3-2-3　急性出血坏死性胰腺炎合并胰腺周围假性囊肿形成（1）　图3-2-4　急性出血坏死性胰腺炎合并胰腺周围假性囊肿形成（2）

第三节　胆道急诊

一、急性化脓性胆囊炎合并胆囊穿孔

急性胆囊炎为常见的急腹症之一，病因包括胆道梗阻、细菌感染、胰液反流等。急性化脓性胆囊炎也称蜂窝织炎性胆囊炎，胆囊与周围组织粘连或形成脓肿，易并发胆囊穿孔。发生化脓性炎症时胆囊腔内压力增高，胆囊壁缺血坏死，黏膜溃疡形成，这也是导致穿孔的原因。当发生胆囊穿孔时易出现严重感染、多器官功能衰竭、休克，甚至危及生命，属于超声危急值之一。

【临床特点】
典型临床症状为上腹部持续性疼痛，阵发性加剧，疼痛可放射至右肩及右后背；出现恶心、呕吐等消化道症状及高热等全身症状；同时伴有墨菲征阳性，以及右上腹压痛、肌紧张，严重时可伴轻度黄疸。

【扫查方法】
急诊检查时无须常规禁食，患者取仰卧位及左侧卧位，必要时采取右侧卧位或胸膝位；嘱患者平静呼吸，必要时进行屏气配合。多选用凸阵探头，频率3～5 MHz，瘦弱者及婴幼儿可采用高频线阵探头，常规采用右肋下及右肋间扫查。在胆囊最大切面测量其大小（正常

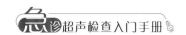

胆囊上下径不超过9 cm，前后径不超过4 cm），多切面连续扫查观察胆囊形态、大小，以及胆囊壁是否光滑、有无增厚、其连续性是否完整；胆囊腔内是否有异常回声、胆囊窝有无积液、腹腔有无积液等。

【超声表现】

①胆囊体积增大，主要为横径增大（＞4 cm），形态饱满，当出现胆囊穿孔时由于胆囊内压力缓解，胆囊体积可稍减小；②胆囊壁弥漫性增厚，高回声的胆囊壁间出现间断或连续的弱回声带，形成"双边影"，胆囊壁穿孔时其连续性中断，原本饱胀的胆囊壁局部出现皱缩；③化脓感染导致胆囊腔内出现脓性分泌物、坏死细胞等，呈密集或稀疏且分布不均的杂乱回声沉积，或呈云雾状漂浮；④多数患者伴有胆囊结石，胆囊腔内可探及结石强回声团，多嵌顿于胆囊颈部，改变体位时强回声团无明显移动；⑤超声墨菲征阳性，即探头压迫胆囊体表区并嘱患者深吸气时，患者疼痛加剧并出现屏气状态使呼吸中断；⑥胆囊周围可出现局限性积液，透声欠佳，可同时伴有腹腔积液诱发急性腹膜炎。超声表现示例见图3-3-1～图3-3-5。

【鉴别诊断】

1.胆囊体积增大的鉴别：长时间禁食及胃肠外营养的患者常可出现胆囊增大，但多以长径增大为主，横径多在正常范围；胆道梗阻时也可出现胆囊体积增大，往往伴有肝内胆管的扩张。

2.胆囊壁增厚的鉴别：肝硬化腹腔积液引起低蛋白血症常导致胆囊壁增厚，右侧心力衰竭、糖尿病等，也可出现胆囊壁水肿增厚呈"双边影"，结合病史可做出鉴别。还需要与厚壁型胆囊癌相鉴别，后者胆囊壁呈局限性或弥漫性不均匀增厚，呈高回声（多见）或低回声，整个胆囊僵硬、变形，胆囊壁粗糙、不规则，需结合病史及声像图表现仔细甄别。

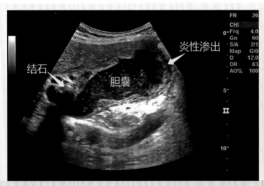

胆囊大小约139 mm × 41 mm；壁毛糙，明显增厚，较厚处约11 mm，壁内可见无回声区；胆囊腔内透声差，充满细弱光点及絮状回声；胆囊颈部与胆囊管交界处可见一大小约14 mm × 9 mm强回声团伴声影，改变体位未见明显移动（结石嵌顿）。胆囊壁周边可见不规则低－无回声暗带（炎性渗出）。

图3-3-1　急性化脓性胆囊炎

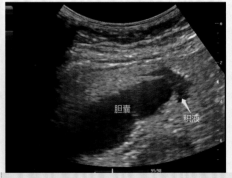

胆囊体积增大，壁稍厚，腔内透声较差，可见细小光点堆积，胆囊底部见回声中断，周围绕以弧形无回声区。

图3-3-2　急性化脓性胆囊炎合并胆囊底部穿孔

3.胆囊腔内沉积物的鉴别：胆囊腔内沉积物回声可以是病理性的，也可以是功能性的，如胆道梗阻引起的胆汁浓缩淤滞，多表现为分布均匀的密集点状低回声。

4.胆囊穿孔的鉴别：当胆汁渗漏严重、胆囊腔消失，特别是合并周围侵犯时需与胆囊占位性病变进行鉴别，二者胆囊区均可见混杂不一的回声，导致鉴别困难，需要依据病史、实验室检查结果等综合分析；胆囊穿孔后炎症侵袭肝脏形成肝脓肿时还须与肝脏本身的占位性病变相鉴别。

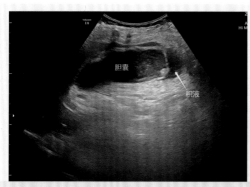
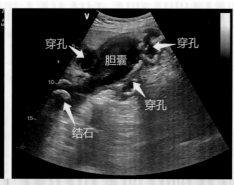

胆囊壁稍厚，腔内透声较差，可见细小光点堆积，胆囊底部、前壁、后壁均见回声中断，该处胆囊壁周围见弧形无回声区，穿孔后胆囊张力减小，胆囊壁稍皱缩。	胆囊壁增厚呈"双边影"，胆囊腔内透声较差，可见云雾状回声，胆囊颈部见一强回声团伴声影，改变体位未见明显移动，胆囊底部见多处回声中断，该处周边绕以无回声区，透声较差，见密集不均的杂乱回声。
图3-3-3 急性化脓性胆囊炎合并胆囊底部穿孔	图3-3-4 急性化脓性胆囊炎合并胆囊多处穿孔

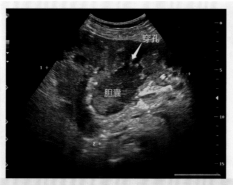

胆囊轮廓不清，胆囊区见一范围约 156 mm × 116.5 mm 混合回声区，形态不规则，边界欠清，内回声杂乱，隐约可见胆囊壁回声及穿孔处回声中断。

图3-3-5 胆囊穿孔合并周围脓肿形成

二、急性胆系结石合并梗阻

急性胆系结石合并梗阻为临床常见的急腹症之一，常见嵌顿部位为胆囊颈部、胆总管、肝内胆管，可引起梗阻性黄疸和化脓性胆囊炎、胆管炎，严重者可造成弥漫性血管内凝血、中毒性休克甚至死亡。

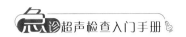

【临床特点】

典型的临床症状为右上腹痛,可呈突发突止的间歇性疼痛,可向右肩胛部及后背放射。患者可同时伴有腹胀、消化不良、恶心、呕吐、上腹部灼烧感等消化道症状。当胆系梗阻急性发作时可出现腹痛伴高热、寒战及黄疸,即Charcot三联征。

【扫查方法】

患者常规取仰卧位及左侧卧位,必要时采取右侧卧位或胸膝位;嘱患者平静呼吸,必要时屏气配合。多选用凸阵探头,频率3~5 MHz,常规采用剑突下、右肋下及右肋间扫查胆囊、胆管。观察胆囊大小、形态及胆囊腔内是否有结石强回声,勿遗漏胆囊颈部,特别是发现胆囊肿大而囊腔内未见明显结石回声时,要仔细观察胆囊颈部是否有细小结石嵌顿;沿门静脉左右分支扫查肝内胆管,沿门静脉主干扫查肝外胆管上段,加压并下移探头追踪观察肝外胆管,以胰头作为透声窗观察胆总管胰头段,测量胆管内径并观察胆管壁回声及胆管腔内回声。

【超声表现】

1.胆囊结石:典型超声表现为胆囊腔内单发或多发强回声团,后方伴有声影,体位改变时,强回声团可随重力方向移动。须注意胆囊颈部的结石易被皱襞遮挡导致漏诊,检查时应多体位、多切面进行观察。胆囊壁内结石时,囊壁多增厚,内可见单发或多发较小强回声,后方可呈"彗星尾"征,改变体位时结石无移动。胆囊充填型结石时,胆囊腔内无回声区消失,胆囊前壁呈半圆形或弧形的强回声带,后方伴有宽大声影,构成囊壁、结石、声影三合征,即WES(wall-echo-shadow)征。胆囊泥沙样结石时,胆囊腔内可探及细小如沙的小结石,聚集于胆囊最低处,坐位或立位时沉积于胆囊底部,后方多伴有声影,改变体位其位置和形态可发生变化。

2.胆系结石合并梗阻:肝内胆管结石时超声可探及沿胆管走行分布的强回声团,可呈条索状、斑点状、串珠状,后方伴有声影,强回声团周边可出现窄条状无回声区。当出现梗阻时,可见梗阻部分以上胆管扩张(内径大于3 mm),与伴行门静脉形成"平行管"征,胆管壁可因充血、水肿而增厚。肝外胆管结石时管腔内可见强回声团,与胆管壁分界清晰,其周边可见窄条状无回声区,后方伴有声影。结石梗阻部位以上肝外胆管及肝内胆管扩张。当梗阻发生在胆囊管以下部分时,胆囊可有不同程度的增大。

3.梗阻部位的判断:可根据胆管扩张发生的部位、胆囊是否增大、胰管是否增宽等来协助判断。梗阻部位以上胆管多扩张,若肝内胆管增宽而肝外胆管正常,提示梗阻可能位于肝门部;若胆总管增宽则提示梗阻位于增宽以下部分;若胆囊增大则提示梗阻可能位于胆总管;若胆囊不大则提示梗阻可能位于胆总管以上部分;若胆总管及主胰管均增宽,则提示梗阻可能发生于十二指肠壶腹处。

4.特殊类型的结石梗阻——Mirizzi综合征:是指结石嵌顿于胆囊颈或胆囊管中压迫胆总管造成梗阻性黄疸,而胆总管无任何病变。超声可见胆囊颈部有结石嵌顿,胆囊颈水平以上的肝总管扩张,而结石水平以下的胆管内径正常。

超声表现示例见图3-3-6~图3-3-17。

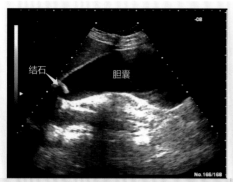

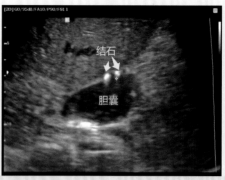

胆囊形态饱满，内径约为 160 mm × 55 mm，囊壁尚光滑，胆囊腔内透声欠佳，可见细小光点堆积，胆囊颈部可见一个大小约 21 mm × 13 mm 强回声团后伴声影，改变体位未见移动。

图3-3-6　胆囊结石合并嵌顿

胆囊毛糙、增厚，较厚处约 6.2 mm，其内可见多个强回声团，后伴"彗星尾"征，其一大小约 5 mm × 4 mm。

图3-3-7　胆囊壁内结石

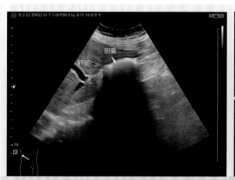

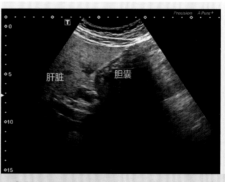

胆囊区未见明显正常胆汁透声无回声区，仅见一长约 51 mm 弧形强回声带后伴大片声影。

图3-3-8　胆囊充填型结石（1）

胆囊大小约 93 mm × 27 mm，壁毛糙、增厚，内透声差，未见明显胆汁回声，可见多个强回声团充填，后伴大片声影，构成囊壁、结石、声影三合征，即 WES 征。

图3-3-9　胆囊充填型结石（2）

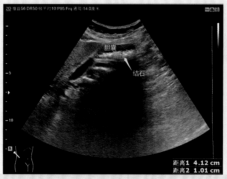

胆囊内径正常，壁毛糙、增厚，内透声欠佳，见大量细小强回声点堆积成团，范围约 41 mm × 10 mm，后伴声影，改变体位其位置与形态可稍变化。游标所示为结石堆积范围。

图3-3-10　胆囊内泥沙型结石

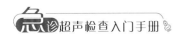

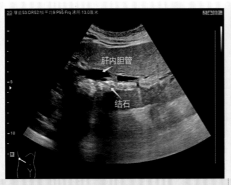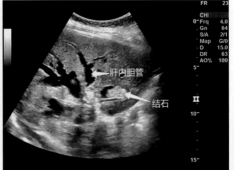

肝内胆管扩张，可见多个沿胆管走行的强回声条及回声团，后方伴声影，其一大小约37 mm × 9 mm。

肝内管系走向紊乱，肝内胆管广泛扩张呈树枝状，Ⅲ级胆管宽约12.3 mm，可见多个沿胆管分布的强回声团，后伴弱声影，其一大小约22 mm × 13 mm。

图3-3-11 肝内胆管结石合并扩张（1）　　**图3-3-12 肝内胆管结石合并扩张（2）**

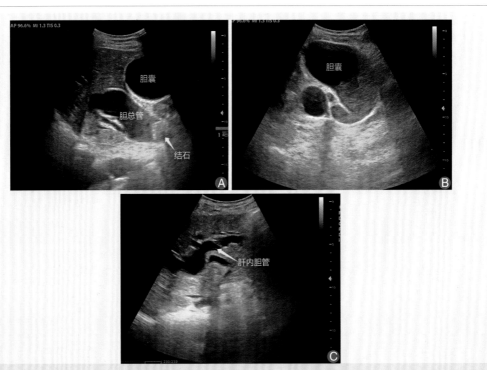

A.胆总管内径约37 mm，管壁稍毛糙，透声欠佳，胆总管内可见一大小约60 mm × 26 mm强回声团，后伴声影。游标所示为胆总管宽度。B.胆囊形态饱满，内径大小约（33 + 109）mm×55 mm，壁毛糙，胆囊内透声欠佳，可见细弱光点堆积。C.合并肝内胆管广泛扩张。

图3-3-13 胆总管结石合并肝内外胆管扩张及胆囊肿大

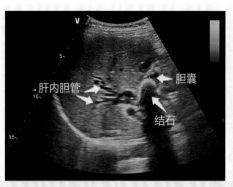

胆囊颈部可见大小约 32 mm × 20 mm 强回声团后伴声影，不移动，左右肝管及肝内胆管内径扩张，胆总管内径正常。

图3-3-14　Mirizi综合征

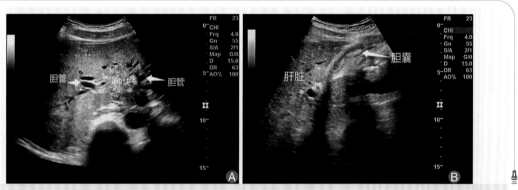

A. 第一肝门区可探及一范围约 35 mm × 27 mm 稍高回声区，形态不规则，边界不清，内回声欠均，其两端扩张的胆管呈"截断"征。肝内Ⅲ级胆管分别宽约 7.8 mm（左）、6.0 mm（右）。B. 胆囊大小约 66 mm × 15 mm，壁增厚、毛糙，内透声差，内可见多个强回声团，后伴声影，其一大小约 11.5 mm × 4.9 mm。

图3-3-15　肝门部梗阻病变

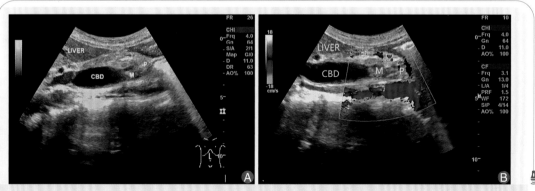

A.胆总管内径增宽，约 17.8 mm，管壁略增厚，内透声欠佳，见细弱光点堆积，于胆总管末端可见一范围约 15.8 mm × 11 mm 低回声区，边界欠清，形态欠规则，于胆管壁无明显分界，内回声分布欠均匀；B.CDFI显示胆总管末端低回声区内可见点状血流信号。LIVER：肝脏；CBD：胆总管；P：胰腺；M：肿块。

图3-3-16　胆总管下段恶性肿瘤［胆总管下段梗阻（1）］

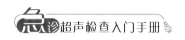

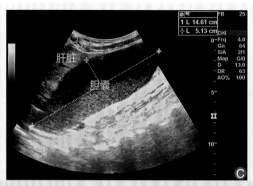

C.胆囊增大，大小约146 mm×51 mm，壁毛糙，内透声差，内可见大量细弱回声点沉积。

图3-3-16 胆总管下段恶性肿瘤[胆总管下段梗阻（2）]

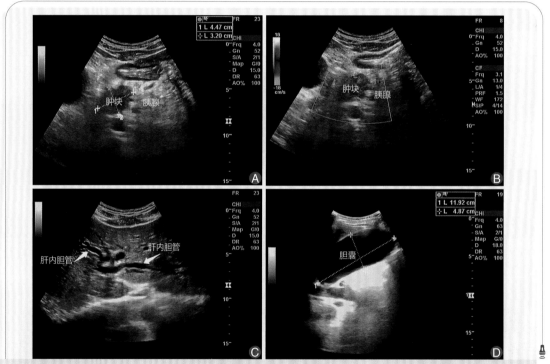

A.胰头部可见一大小约44 mm×32 mm低回声结节，边界欠清，形态欠规则，内回声分布尚均匀，部分切面与胆总管下段分界欠清；B.CDFI显示胰头部低回声结节内及周边可见点状血流信号；C.左、右肝Ⅲ级胆管内径增宽，较宽处分别约5.9 mm（左）、5.9 mm（右）；D.胆囊形态饱满，大小约119 mm×48 mm，壁欠光滑，透声尚可。

图3-3-17 胰头癌[十二指肠壶腹部梗阻（1）]

三、胆道蛔虫

随着我国卫生事业的进步，胆道蛔虫的发病率较以前明显降低，但是在儿童、老年人及居住在卫生条件相对落后地区的人群中仍然可见。

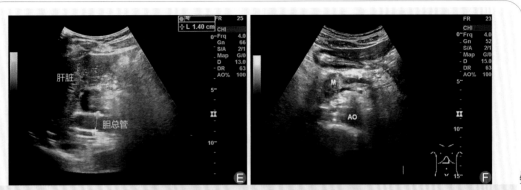

E. 胆总管扩张，上段内径约 14 mm，管壁回声光滑，中上段内未见明显异常回声；F. 主胰管扩张，
内径约 5.8 mm。P：胰腺；AO：主动脉；M：肿块。

图3-3-17　胰头癌［十二指肠壶腹部梗阻（2）］

【临床特点】

典型临床表现为突然发生的阵发性右上腹剧烈绞痛，呈"钻顶"样。部分患者可合并胆
道结石，可因摄入油腻食物诱发。

【扫查方法】

患者常规取仰卧位及左侧卧位，选用频率3～5 MHz的凸阵探头，对于瘦弱者及婴幼儿
可采用高频线阵探头。常规采用右肋下及右肋间扫查，重点观察胆总管内径是否扩张及管腔
内是否存在异常回声。

【超声表现】

在扩张胆管或胆囊内可见清晰的平行强回声带，纵切面上显示为"平行管"征或"管中
管"征，横切面上显示为"环靶"征，有时可见蠕动。胆道扩张的程度与蛔虫的大小、数目
有关，也有极少数胆管不扩张者。部分患者胆道内蛔虫已死亡，声像表现不典型，呈断续的
平行强回声带或结构较模糊的残骸回声。超声表现示例见图3-3-18～图3-3-20。

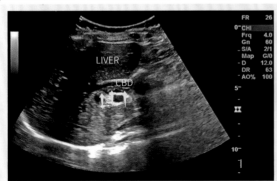

胆总管内径 11 mm，管壁回声可，内可见平行光带
样回声，长约 42 mm。箭头：蛔虫；LIVER：肝脏；
CBD：胆总管。

图3-3-18　胆总管蛔虫

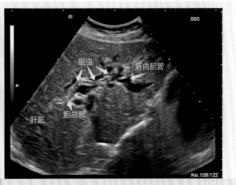

胆总管延续至肝左外叶下段可探及大小约
116 mm × 6 mm平行管状强回声，后无声影。

图3-3-19　肝内胆管蛔虫

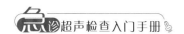

【鉴别诊断】

须与其他引起胆道梗阻和右上腹疼痛的疾病相鉴别,如胆道结石、肿瘤等,注意胆道结石和炎症容易合并蛔虫。

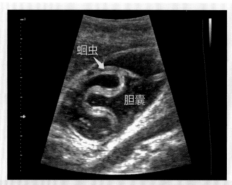

胆囊大小约83 mm × 38 mm,壁稍毛糙,内透声欠佳,可探及平行强回声带,较宽处约5 mm,可见蠕动。

图3-3-20 胆囊蛔虫

附 儿童肠道蛔虫

儿童肠道蛔虫症是最常见的儿童寄生虫病之一,临床表现为上腹痛或脐周腹痛,部分伴腹泻、恶心、呕吐等症状,可伴有营养不良、反复哭闹、精神不安、失眠、磨牙等表现。超声检查可见腹腔肠管扩张,内可见一条或多条高回声平行带,短轴切面为外圈环形高回声和内部低回声形成的空心环状"靶环"征,检查时可见蛔虫蠕动。可伴有肠系膜淋巴结肿大,部分患儿可由大量蛔虫在肠道内扭曲成团导致肠梗阻(图3-3-21)。

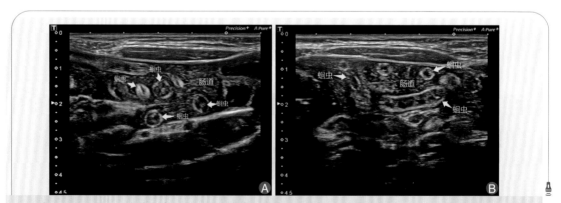

A.1岁8个月女婴,临床诊断急性胃肠炎,等渗性脱水,超声检查显示腹腔内肠管中可探及多个"靶环"状高回声,其一直径约为4.6 mm,动态观察可见蠕动;B.上述"靶环"状高回声纵切时呈"平行管"状。

图3-3-21 肠道蛔虫

第四节 泌尿系结石

泌尿系结石为急诊常见疾病，多见于青壮年，以男性多见，可发生于肾脏、输尿管、膀胱及尿道，其中以输尿管结石最为常见，多为单侧单发性。结石滞留于输尿管导致尿液流动时受阻引起肾脏积水，输尿管结石位置越高，梗阻程度越重，肾积水的程度就越重，对肾功能的损害也越严重，同时并发感染的概率也大大提高。部分较小的结石可通过尿液排出，部分小结石可嵌顿于输尿管穿膀胱壁处，因未造成完全梗阻，肾脏积水程度不严重，输尿管无明显扩张，容易漏诊。

【临床特点】

结石嵌顿于输尿管时患者会出现剧烈的腰痛、腹部绞痛，同时可伴有血尿、恶心、呕吐等临床症状，部分患者也可出现尿频、尿急、尿痛等尿路刺激症状。

【扫查方法】

患者检查前适当充盈膀胱，常规取仰卧位及侧卧位，采用频率3～5 MHz凸阵探头探查。腹腔肠道气体较多时可通过调整患者体位、控制呼吸及鼓腹等减少干扰，多切面扫查观察肾脏形态、大小、回声、有无积水及上段输尿管有无扩张。发现肾脏积水伴输尿管上段扩张时，应沿着扩张的输尿管向下扫查寻找有无结石；若上段未见结石，则可将探头置于髂血管处观察髂血管前方输尿管有无扩张及异常回声；下段的结石可从膀胱的输尿管开口处附近寻找。检查过程中重点观察输尿管的三个生理性狭窄：肾盂与输尿管移行处、输尿管与髂血管交界处、输尿管末端穿膀胱壁处。若常规检查没有发现结石，可运用彩色多普勒快闪伪像、疼痛点定位法等检查技巧帮助检出结石。

【超声表现】

①扩张的输尿管腔内探及结石强回声团，多见于输尿管的三个生理性狭窄处。结石后方多伴有声影，但部分结石（如尿酸结石）质地疏松，表面粗糙，其后方声影较弱或无明显声影。②结石梗阻部位以上输尿管增宽、肾盂肾盏扩张。③CDFI可显示结石处出现快闪伪像，但检出率并未达到100%，因此没有快闪伪像时不能除外输尿管结石。④CDFI观察双侧输尿管膀胱开口处，当发生完全梗阻时，患侧输尿管膀胱开口处喷尿现象消失。超声表现示例见图3-4-1～图3-4-5。

【鉴别诊断】

1.其他引起输尿管梗阻及肾积水的疾病：输尿管肿瘤、炎症、先天性狭窄、输尿管口囊肿等疾病均可使输尿管梗阻，引起输尿管及肾盂扩张。肿瘤患者一般以无痛性血尿为首发症状，炎症者实验室指标有改变，先天性输尿管狭窄者发病年龄较小，而输尿管口囊肿者超声检查声像有相应改变，应结合患者病史、临床症状及实验室检查结果进行鉴别。

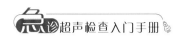

2.输尿管外强回声病变：如肠道粪石、输尿管外组织钙化性病变等，多无输尿管及肾盂扩张，同时不会出现肾绞痛，对于这类强回声应甄别病变是否位于输尿管内。

3.肠道气体：肠道气体呈强回声，部分切面可类似于输尿管结石声像，但其形态不固定，体位改变及外力加压时可沿肠道移动。

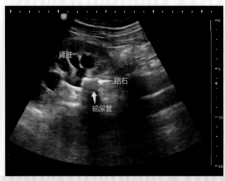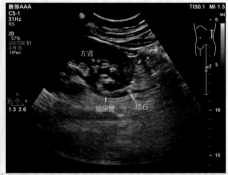

右肾集合系统分离约30 mm，右肾盂与输尿管移行处可见一大小约19 mm × 8.9 mm强回声团，后伴声影。

图3-4-1　右肾盂与输尿管移行处结石

左输尿管上段内径9 mm，距离肾门约36 mm处见一大小约6 mm × 4 mm强回声团，后方声影不明显，左肾集合系统可见宽约15 mm无回声区。

图3-4-2　左输尿管上段结石

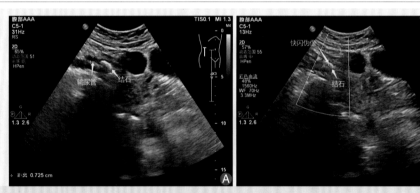

A.右输尿管第二狭窄处（跨髂血管处）宽约7.2 mm，内可见一大小约12 mm × 7.7 mm强回声团，后伴声影。游标所示为输尿管内径。B.CDFI显示输尿管中段结石快闪伪像。

图3-4-3　右侧输尿管中段结石

附　特殊类型泌尿系结石

1.**肾脏"鹿角"型结石**：又名铸型结石，因形似鹿角而得名。以女性多见，多为复发性感染所致。其临床症状以发热、腰痛、血尿为主。超声表现为沿肾盂、肾盏分布的多发强回声，后方伴有声影，通常无明显肾盂、肾盏积水，肾盏实质结构多无异常，CDFI可显示强回声伴有明显的快闪伪像。

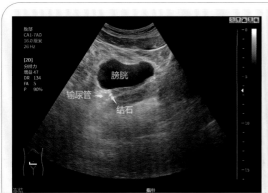 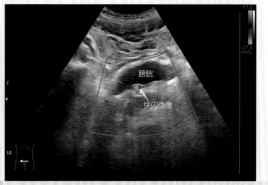

右侧输尿管末端穿膀胱壁处可见一大小约 6 mm × 4 mm 强回声团，右侧输尿管内径约 8 mm，右肾可见分离无回声区宽约 12 mm。箭头：右侧输尿管末端结石。

图3-4-4　右输尿管第三狭窄处结石（1）

CDFI 显示右侧输尿管末端穿膀胱壁处结石的快闪伪像。

图3-4-5　右输尿管第三狭窄处结石（2）

2.肾盏憩室结石：肾盏憩室为肾盏内含尿液的囊性结构，好发于上肾盏，结石为其最常见的并发症。肾盏憩室并结石时患者多出现腰痛、血尿等症状。超声表现为肾盂、肾盏囊性病变中出现结石声像，随体位改变时结石可于囊腔内移动，当结石较大时可充满囊腔。使用 CDFI 可显示快闪伪像。

3.海绵肾结石：海绵肾为先天性疾病，多为双侧性，以肾锥体部集合管和肾乳头扩张、形成小囊为特征。主要临床表现为反复发作性血尿，伴腰痛、尿路感染。超声表现为肾脏大小、形态正常，皮质回声均匀，而肾锥体内呈放射状排列分布的高回声区，其内为成簇分布的小结石（图3-4-6）。

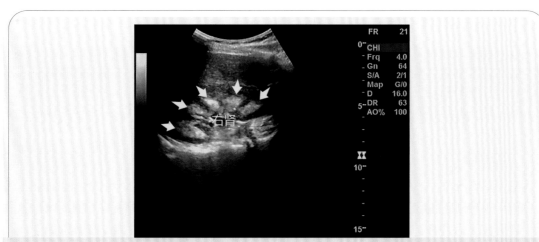

右肾形态规则，锥体回声增强，呈放射状排列。箭头：椎体。

图3-4-6　海绵肾结石

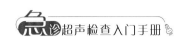

<h1 style="text-align:center">第五节 胃肠道急诊</h1>

胃肠相关疾病为临床十分常见的急腹症，如急性肠梗阻、急性阑尾炎、急性消化道穿孔等，患者多以腹痛来诊，伴或不伴腹部包块。胃肠道疾病以往多依赖于X线、CT及胃、肠镜等检查，而对于急诊来院的患者，胃、肠镜往往缺乏及时性，同时部分胃肠疾病的X线、CT缺乏特异性。随着彩超仪器性能的提升、医师检查经验的积累，以及胃肠声学造影剂的应用，消化道早已不再是超声检查的禁区。经腹超声检查可以弥补胃镜和X线钡餐检查的不足，且超声在急性阑尾炎、急性肠扭转、急性肠套叠等相关疾病方面的诊断价值高于X线、CT等检查。超声检查无痛、无创、无辐射且简便快捷，可作为腹痛急诊来院患者的首选检查手段，通过扫查相关器官，协助诊断腹痛病因，有助于临床医师进行快速定性、定位诊断及疾病预测。

一、急性阑尾炎

急性阑尾炎为临床常见的急腹症之一，各年龄段均可发病，但以青年多见。阑尾为一细长盲管状结构，近端与盲肠相通，其位置变异较多，可分为回肠前位、回肠后位、盲肠下位、盲肠后位、盆位。阑尾因其特殊的形态，粪便、细菌易潴留于此，导致阑尾腔梗阻而诱发急性炎症，且阑尾动脉供血无侧支，炎性病变易导致坏死、穿孔。部分阑尾炎患者，特别是儿童，其临床症状不典型，导致临床确诊率较低，容易错过最佳治疗时机，因此早期明确诊断具有重要临床意义。

【临床特点】

急性阑尾炎的典型临床表现为转移性右下腹疼痛，疼痛多开始于上腹部或脐周，呈阵发性疼痛，逐渐加重，数小时后转移为右下腹阑尾区疼痛，其疼痛区多位于脐与右侧髂前上棘连线的中、外1/3交界处，即麦氏点，同时可伴有恶心、呕吐、发热等全身症状。儿童急性阑尾炎的临床症状往往不典型，多表现为腹痛、哭闹、发热、呕吐等，较少出现转移性右下腹痛，其病情进展速度较成人快，延误诊治容易出现阑尾化脓、穿孔及腹膜炎。

【扫查方法】

患者取仰卧位，采用凸阵探头（频率3.5～5 MHz）和高频线阵探头（频率3～12 MHz）联合扫查。观察阑尾的形态、大小、走向及管壁、管腔内回声与周围组织情况。扫查时可以髂血管及腰大肌为标志确定回盲部（呈"蘑菇头"样结构），以此为解剖标志确定阑尾起始点。注意确认阑尾的要点有三：与回盲部相连、有盲端、不蠕动。正常阑尾声像示例见图3-5-1。

【超声表现】

1.急性单纯性阑尾炎：阑尾轻度肿大，阑尾壁厚度＞3 mm，成年人阑尾外径＞7 mm，儿童外径＞6 mm；横切面表现为"双层环"状，纵切面表现为"盲管"状，部分患者阑尾腔内存在粪石，呈团状强回声，阑尾腔内可出现少量积液，透声尚可。CDFI显示阑尾管壁血流信号较丰富，探头加压时麦氏点压痛呈阳性，疼痛范围多较局限。

2.急性化脓性阑尾炎：阑尾肿胀明显，直径常＞10 mm，纵切面呈腊肠形，管壁水肿增厚，且表面存在脓性渗出物，不能清晰显示出三层结构，但管壁的连续性尚可；管腔内存在大量积脓或积液，表现为密集细点状回声，伴粪石梗阻者可见团块状强回声后方伴声影。CDFI显示阑尾壁血流信号增多。

3.急性坏疽性阑尾炎：阑尾高度肿胀，直径可达15 mm，管壁明显增厚，层次模糊，分界不清，不连续，内部回声紊乱；阑尾区可伴淋巴结肿大；部分阑尾管腔内可探及粪石强回声后伴声影；阑尾周围组织可累及，表现为水肿增厚、回声增粗；合并阑尾穿孔时表现为右下腹不规则低回声或无回声包块，内常有点状气体样强回声。

4.阑尾周围脓肿：右下腹探及混合回声包块，为坏死阑尾与周围组织粘连形成；包块位置多固定、形态不规则、边界模糊；包块内可见大量积脓声像；阑尾形态通常难以辨认，部分患者于包块内可显示条索样强回声，为坏死的阑尾声像。

超声表现示例见图3-5-2 ~ 图3-5-9。

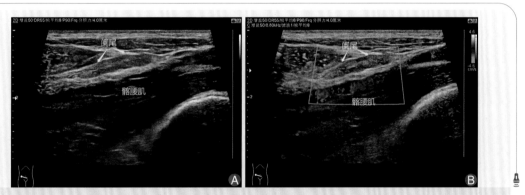

A.正常阑尾呈一有盲端的肠管回声，边界清，壁连续清晰；B.CDFI显示正常阑尾可见少量点状血流信号。

图3-5-1　正常阑尾

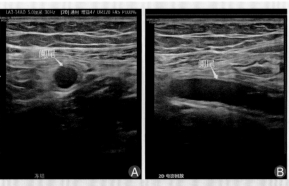

阑尾肿大，厚度＞7 mm，壁增厚＞3 mm，阑尾腔内可见积液无回声。A.阑尾横切面，呈双层环状；B.阑尾纵切面，呈盲管状。

图3-5-2　急性单纯性阑尾炎

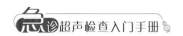
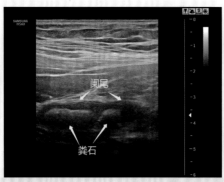

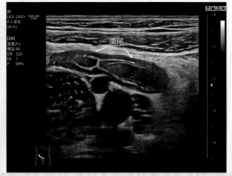

阑尾肿大，腔内可见多个粪石强回声团块伴声影。

阑尾明显肿胀，呈腊肠形，管壁水肿增厚，管腔内透声欠佳，可见细小点状回声。

图3-5-3　急性单纯性阑尾炎　　　图3-5-4　急性化脓性阑尾炎（1）

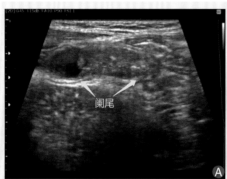

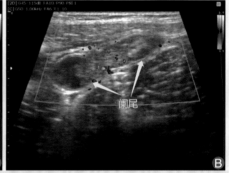

A. 右下腹阑尾区见大小约 57 mm × 10 mm 条状混合回声包块，壁明显增厚约 3.0 mm，内透声差，分布欠均匀，可见细弱光点、无回声区及强回声团，探头加压有明显压痛及反跳痛；B.CDFI 显示右下腹阑尾区条状混合回声包块周边可见较丰富的条状血流信号。

图3-5-5　急性化脓性阑尾炎（2）

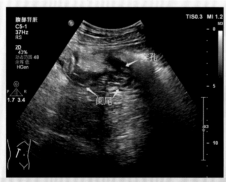

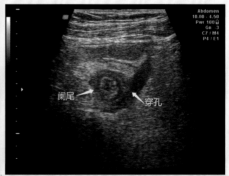

右下腹阑尾区探及一盲管样回声，直径最大处约 15 mm，压之不闭，阑尾底部回声不连续，周边可见不规则无回声区，较宽处约 13 mm。

右下腹阑尾区横切可探及一同心圆样包块回声，该处压痛反跳痛明显，压之不闭，周围见强回声网膜包绕。包块内侧壁可见连续性中断，周边见范围约 33 mm × 11 mm × 23 mm 无回声区。

图3-5-6　急性阑尾炎合并穿孔　　　图3-5-7　急性阑尾炎合并穿孔

【鉴别诊断】

须与其他引起右下腹疼痛的疾病相鉴别，如右侧输尿管结石、女性患者右侧卵巢肿瘤蒂扭转或黄体破裂等，可参考本书其他章节内容。

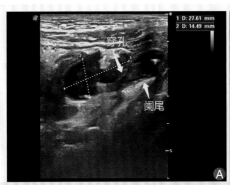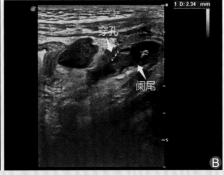

A. 右下腹阑尾区可探及盲管样回声，直径最大处约 11 mm，压痛明显，压之不闭，连续观察无明显蠕动，内可探及强回声团伴声影；该盲管样结构周围探及范围约 27.6 mm × 14.4 mm 不规则低－无回声区，周边见强回声网膜包绕。B. 右下腹盲管样结构前壁见宽约 3 mm 连续性中断。

图3-5-8 急性坏疽性阑尾炎合并阑尾穿孔

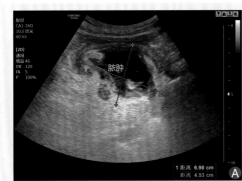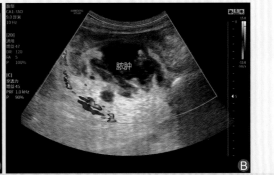

A. 右下腹阑尾区见一范围约 69.8 mm × 45.3 mm 混合回声包块，边界欠清，形态尚规则，内可见高回声区及无回声区夹杂；B.CDFI 显示右下腹阑尾区混合回声包块周边见点状血流信号。

图3-5-9 阑尾周围脓肿

二、急性肠套叠

急性肠套叠为常见的小儿急腹症，以2～10个月的幼儿多见，是引起小儿肠梗阻的主要原因。其病情发展迅速，若救治不及时可发展为绞窄性肠梗阻，出现肠坏死、弥漫性腹膜炎，甚至危及生命。

【临床特点】

急性肠套叠的病因尚未完全明确，其可能的原因为肠道蠕动紊乱，导致环形肌持续痉挛，将痉挛肠管推入下部肠腔内形成套叠，以回盲区多见，其外层部分为鞘，内层为套入部，套入最远点为头部，套入处为颈部，少数病例可出现复套。主要的临床表现为患儿腹部可触及包块，患儿出现阵发性腹痛或哭闹伴呕吐、果酱样便，可同时出现发热、休克、腹胀等肠梗阻症状。

【扫查方法】

患者采取平卧位，检查时使其保持安静，充分暴露腹部后可先采用低频探头进行检查，以脐周为中心进行全腹扫查，在横切面、纵切面、冠状切面等多方位进行扫查观察整个肠腔，如肠管回声、蠕动、走行情况、肠管是否扩张、肠壁有无水肿、是否有腹腔积液等情况，采用CDFI观察血流情况。如果有较明确的腹部包块，则应重点观察包块的性质、回声、是否出现"同心圆"及"套筒"征象。然后可选择高频探头再次进行仔细检查，如若发现包块则应在纵切面及横切面进行多切面观察，测量"肠套管"征长度、宽度及同心圆面积等。

【超声表现】

①沿肠管长轴切面可见"套筒"征，即多层中等回声和低回声相间：周边为鞘部肠壁的低回声，内侧为套入部肠管，呈高低相间的混合回声，中心可见肠内容物及气体强回声；②沿肠管短轴切面可见"同心圆"征或"靶环"征，外层为鞘部，表现为较宽的环状低回声带，内层为套入部及肠内容物等，呈高低相间回声或较一致的高回声；③可出现肠蠕动异常、肠管壁增厚，以及套叠上部肠管扩张、积气及腹腔积液等表现；④病变周围肠间隙可出现大小不等的肠系膜淋巴结回声；⑤CDFI可观察套叠肠管的管壁与系膜的血流信号及改变情况，如果血流信号完全消失则提示肠壁发生缺血坏死。超声表现示例见图3-5-10。

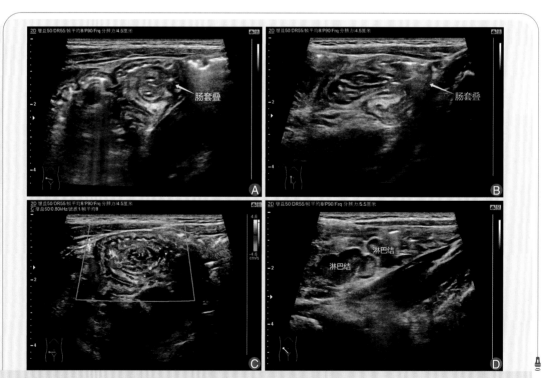

A.1岁儿童，腹泻、哭闹就诊，右下腹部可见一混合回声包块，横切面呈"同心圆"，范围约27 mm × 18 mm；B.右下腹混合回声包块纵切面呈"套筒"征，长约33 mm；C.CDFI显示右下腹混合回声包块可见较丰富的点状血流信号；D.肠套叠处肠管周围见大小不等的肠系膜淋巴结回声。

图3-5-10 肠套叠

【鉴别诊断】

1.与肠扭转相鉴别：详见本节肠扭转相关内容。

2.与肠道肿瘤相鉴别：肠套叠多起病较急，而肠道肿瘤多起病较缓，病程较长，其声像图多呈假肾征表现，形态不规则，肠壁厚薄不一，CDFI显示血流信号较丰富。

三、急性肠扭转

肠扭转可分为先天性肠旋转不良所致扭转和肠重力作用形成的后天性扭转，前者是指胚胎发育时期肠道以肠系膜上动脉为轴心的旋转运动不完全或异常，使肠道位置发生变异和肠系膜的附着不全。

【临床特点】

多发生于新生儿期，极少数于成人期发病，男性多见。主要临床表现为腹痛、频繁呕吐，多为胆汁性呕吐，可伴有腹泻、腹部包块等。

【扫查方法】

与急性肠梗阻的检查方法基本相同，重点观察是否出现"漩涡"征。采用CDFI观察肠系膜上动脉与肠系膜上静脉起始部位置关系及其走行情况、血流充盈情况等。

【超声表现】

①特征性超声表现为肠系膜血管相互环绕形成"漩涡"征，环绕方式以肠系膜上静脉围绕肠系膜上动脉旋转为主，CDFI显示为红蓝相间的"环"状或"螺旋"状血流信号，部分患者也可显示为肠系膜上动脉从腹腔动脉发出后，向下、向前、向左上走行并中断。追踪探查肠系膜血管的起始部，可发现其血管位置关系出现异常。②肠系膜根部呈"靶环"状或"螺旋"状中等偏低回声。③可同时出现肠蠕动异常、肠壁增厚、肠管增粗扩张、肠腔积气等一般肠道表现。④肠管壁增厚，CDFI显示肠壁出现红蓝血流信号，肠管间出现积液声像时提示可能有肠管坏死及穿孔。

超声表现示例见图3-5-11、图3-5-12。

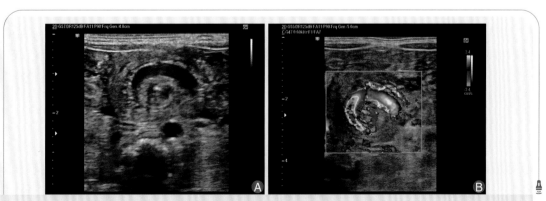

A. 5天女婴，频繁呕吐就诊，二维超声于腹部肚脐上方约一指处见一"同心圆"征；B.CDFI显示"同心圆"周边见动静脉血管环绕，追踪可见肠系膜上静脉环绕肠系膜上动脉。

图3-5-11　肠扭转

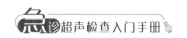

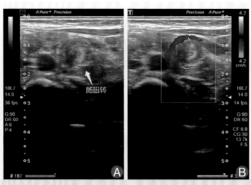

23天男婴,超声示距肠系膜上动脉起始部约35.8 mm处腹腔内探及混合回声包块,直径约13.4 mm,上下径约23.4 mm,呈"漩涡"征,肠系膜上动静脉同时呈螺旋走行,顺时针旋转似为一周半,远心端肠系膜上静脉内径增宽,较宽处内径约3.6 mm。A. 二维声像;B.CDFI。

图3-5-12　肠扭转

四、急性缺血性坏死性肠炎

急性缺血性坏死性肠炎为最常见的缺血性肠病类型,其主要危险因素为年龄,发病率随年龄的增加而增加。主要病理变化为肠管供血减少难以维持细胞的正常代谢功能,导致细胞酸中毒、水肿及细胞膜破裂从而出现坏死,在老年人中病情进展迅速,死亡率较高,可达到80%~100%。目前尚未有明确的诊断标准,其诊断需结合病史、影像学表现、内镜检查及病理检查等综合考虑。超声检查具有快捷、方便等优点,能及时提供可靠的依据以辅助临床医师进行病情评估及诊断。

【临床特点】

急性缺血性坏死性肠炎多起病急骤,其早期症状及体征无明显特异性,主要临床表现为腹痛、腹泻、便血,患者多突发剧烈腹痛或持续性隐痛,阵发性加重,以左下腹及脐周明显,伴新鲜血便或暗红色血便,可同时出现恶心、呕吐、发热等全身症状。当病变累及肠壁全层出现穿孔时,可出现腹膜炎症状。

【扫查方法】

患者采取平卧位,可采用低频探头+高频探头联合扫查,以脐周为中心进行全腹扫描,在横切面、纵切面、冠状切面等多方位进行扫描观察整个肠腔,观察肠管回声、蠕动、走行情况、肠管是否扩张或狭窄甚至闭塞、肠壁有无水肿、受损范围、是否有腹腔积液等情况,采用CDFI观察肠系膜及肠道的血流情况。

【超声表现】

病变早期肠壁黏膜水肿增厚,其程度与发病时间及血运障碍程度有关,发病时间越长、血运障碍越重,则肠壁水肿增厚越明显。病变晚期肠壁层次结构显示欠清晰,肠腔可扩张或塌陷,黏膜皱襞回声消失,部分肠壁黏膜可脱落于肠管中漂浮。当出现溃疡并出血时肠壁黏膜的线状强回声显示中断,肠蠕动减弱或消失,可伴有血性腹腔积液。CDFI可显示肠壁及肠系膜血管的血流情况,当肠壁无明显血流或仅见稀疏星点状血流时,对诊断急性肠缺血有一定的参考价值（图3-5-13）。

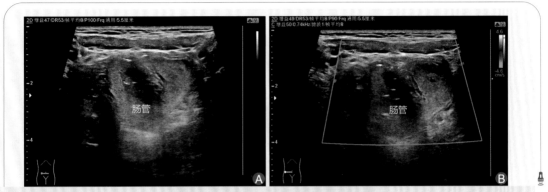

A. 腹腔探及扩张肠管回声，肠壁明显增厚，肠腔内可见较多内容物，以及点片状强回声漂浮；B.CDFI 显示增厚的肠壁上可见少量点状血流信号。

图3-5-13　急性缺血性坏死性肠炎

五、急性胃肠穿孔

消化道穿孔为临床常见的急腹症之一，其中以胃、十二指肠穿孔最为常见。其病情往往较严重且进展迅速，早期诊断和及时治疗对挽救患者生命及提高患者治疗后生活质量具有重要意义。消化道穿孔最直接的征象为腹腔游离气体，超声虽然对穿孔部位显示较为困难，但对极少量的游离气体具有较高的敏感性，因此可较好地辅助临床诊断。

【临床特点】

胃肠穿孔多骤然发病，其最初和最常见的症状多为上腹部剧烈持续性疼痛，疼痛可向肩部放射；触诊腹肌紧张，当穿孔诱发炎症被周围组织局限性包裹时，腹部可触及痛性包块；当病情进展出现肠麻痹和细菌性腹膜炎时，患者会出现中毒性休克，可伴有恶心、呕吐、发热等症状。

【扫查方法】

患者取仰卧位、侧卧位、半坐位、坐位、立位等多体位进行检查，采用低频探头、高频探头联合扫查，进行横切、纵切、斜切多切面连续扫查。重点探查肝脾区域前缘、肝门处、肝肾隐窝、脾肾隐窝、剑突下隐窝、肝胃间隙、胆囊窝、下腹部肠间隙、盆腔及膀胱周围，仔细观察有无游离液体声像、有无气体所致的多重反射声像和气体强回声分布情况；观察腹部疼痛区域胃、肠壁连续性是否完整，有无水肿增厚、有无局限性膨出或层次结构不清；观察胃肠蠕动情况，有无包块样回声。

【超声表现】

①腹腔、膈下可见游离气体强回声，呈多条横行、并行的等距离弧形排列，部分于腹腔积液边缘及内部见"小气泡"状游离气体回声，后伴"彗星尾"征；②穿孔处胃、肠壁回声出现"等号"样连续性中断，呈"双轨"征，穿孔部位周边可出现粘连包裹的团块状回声，无明显边界，其周围偶见气体样强回声附着；③胃腔明显缩小，穿孔部位附近胃肠蠕动明显

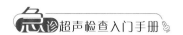

减弱或消失，肠管可轻度扩张伴积液、积气；④腹腔、盆腔出现积液声像，部分积液呈包裹性，内可见分隔（图3-5-14）。

【鉴别诊断】

须与急性胆囊炎合并胆囊穿孔、急性坏死性胰腺炎、急性阑尾炎等疾病相鉴别，根据患者病史、临床特征及超声表现的不同可予以鉴别，详见各相关章节内容。

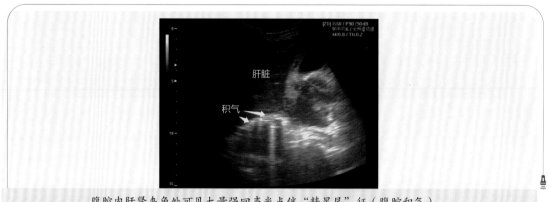

腹腔内肝肾夹角处可见大量强回声光点伴"彗星尾"征（腹腔积气）。

图3-5-14 急性胃肠穿孔

六、急性肠梗阻

急性肠梗阻是指各种原因引起的肠道内容物通行障碍，根据其病因不同可分为三类：机械性肠梗阻、动力性肠梗阻和血运性肠梗阻。机械性肠梗阻为肿瘤、炎症等各种原因所致肠腔变窄；动力性肠梗阻又可分为痉挛性肠梗阻和麻痹性肠梗阻，是神经抑制等因素所致肠壁肌肉运动紊乱；血运性肠梗阻为肠系膜血管栓塞等原因所致肠管血运障碍。急性肠梗阻发病率较高，病情发展迅速，可引起水、电解质失衡，出现肠坏死、腹膜炎、脓毒血症，导致患者休克甚至死亡。

【临床特点】

各种类型的肠梗阻均会引起患者腹痛，多为剧烈绞痛，呈阵发性发作，伴腹胀、停止排便排气，同时伴有频繁呕吐，高位梗阻多早期发生呕吐，低位梗阻呕吐则发生较晚，结肠梗阻可不伴呕吐。当出现肠壁坏死、穿孔并发腹膜炎时，患者会出现弥漫性腹部压痛、反跳痛。

【扫查方法】

患者常规取仰卧位，必要时可采取侧卧位，采用低频探头+高频探头联合进行全腹扫查，以脐周为中心，在横切面、纵切面、冠状切面等多方位进行扫描观察整个肠腔，重点观察脐周及右下腹，沿升结肠壁长轴向下扫查找到回盲瓣，判断小肠及结肠的分界，查找肠梗阻的部位及病因。观察肠管形态、黏膜皱襞回声、肠道内容物及肠蠕动情况。测量肠腔内径及积液深度，如发现肿块，则记录其形态、大小、内部回声特征及与肠管的关系。使用CDFI观察肠系膜血管的血流情况。

【超声表现】

①肠管扩张：梗阻部位近端肠管可发生显著扩张（小肠内径大于30 mm，结肠内径大于50 mm），其内可见大量液体回声及肠内容物回声，呈无回声伴点状低回声及中强回声，坐位或立位扫查时可出现气-液分层征。肿瘤所致的肠梗阻在扩张的肠管末端可见实质性肿块；肠套叠所致的肠梗阻则在扩张的肠管末端出现"同心圆"征。②肠蠕动改变：梗阻近端的肠管多蠕动活跃、亢进，可见肠腔内容物及液性回声往返流动；梗阻部分肠管则蠕动减弱甚至消失。③肠壁黏膜皱襞异常：纵切面显示肠壁黏膜皱襞水肿增厚，可见与肠壁几近垂直的长短不一的线状回声，呈"琴键"征、"鱼刺"征。当出现肠坏死时，肠管局部张力下降，肠管壁塌陷、弹性消失，管壁线平直。④血运性肠梗阻可见肠壁均匀性增厚，回声减低，CDFI显示肠系膜血流明显减少甚至消失。⑤可伴有肠间积液、腹腔积液。

超声表现示例见图3-5-15、图3-5-16。

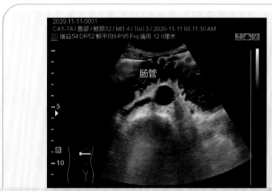
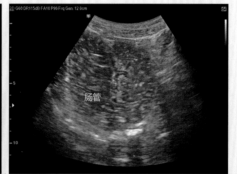

腹腔内探及扩张的肠管声像（集中于右侧），较宽内径约30 mm，呈"鱼刺"状改变。

图3-5-15　急性肠梗阻

腹腔内探及大量扩张的肠管回声，较宽处约45 mm，内容物较多，呈往返运动。

图3-5-16　急性肠梗阻

七、急性上消化道出血

急性上消化道出血是指屈氏韧带以上的消化道（包括食管、胃和十二指肠）出血，其病因主要为肿瘤、溃疡、贲门撕裂综合征、血管病变等，其中以消化性溃疡、门静脉高压症导致的急性胃黏膜病变和食管静脉曲张破裂最为常见。出血量较大时可出现失血性休克，危及患者生命。

【临床特点】

急性上消化道出血的主要临床表现为呕血、黑便，当血容量减少到一定程度时患者可出现急性周围循环衰竭，导致失血性休克。

【扫查方法】

患者常规采取仰卧位及左、右侧卧位进行检查，一般选用频率3.5～5 MHz的凸阵探头，常规扫查肝脏、脾脏、腹腔，观察肝脏、脾脏的大小、形态、回声、血管走向，判断是否有肝硬化改变；观察并测量肝静脉、门静脉、脾静脉的内径及血流频谱，判断是否出现门静脉高压；观察胆囊、胆管是否有结石、肿瘤，是否有胆系梗阻。

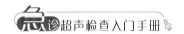

【超声表现】

1.肝硬化、门静脉高压：肝脏形态不规则，比例失调，右叶缩小，左叶及尾叶增大，肝边缘变钝；肝包膜凹凸不平，呈"锯齿"样改变；肝实质光点增粗增强，分布不均匀，可呈结节样改变；肝静脉变细，门静脉增宽（主干内径＞13 mm）；脾脏增大，脾门静脉增宽（主干内径＞9 mm）。CDFI显示肝静脉血流信号不连续，门静脉内可出现反向血流或呈双向血流。

2.胃肠溃疡、肿瘤超声表现：①胃溃疡，胃壁局限性增厚，胃壁层次结构显示不清，黏膜面局限性中断，出现凹陷，表面有气体样的强回声光斑；②十二指肠球部溃疡，十二指肠球部失去正常形态，肠壁轻度、不规则增厚，结构层次不清，黏膜面可见凹陷，可伴有一过性激惹现象；③胃肠肿瘤，胃肠壁局限性或弥漫性增厚，层次结构不清晰，黏膜面不光滑，可出现低回声肿块向胃肠腔突出，致肠腔狭窄、梗阻。

上消化道出血原因较多，超声虽无法直接探查出病灶，但通过对相关脏器病变的观察可分析出血的原因，通过超声扫查迅速了解是否存在肝硬化及门静脉高压，是否有消化道溃疡、肿瘤等，有助于临床医师进行快速定性、定位诊断及疾病预测。

超声表现示例见图3-5-17。

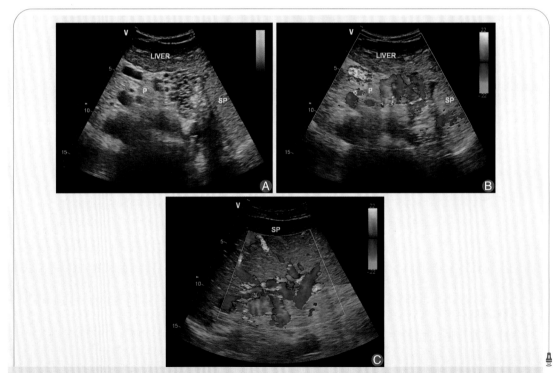

A.超声显示胰腺前方、左肝后方见范围约61 mm × 47 mm蜂窝状回声区，边界欠清，形态欠规则；B.CDFI显示蜂窝状回声区可见红蓝相间血流信号，PW显示为静脉频谱；C.脾脏形态饱满，厚约67 mm，肋下56 mm，实质回声分布均匀，脾门静脉迂曲扩张，较宽处约10 mm。LIVER：肝脏；P：胰腺；SP：脾脏。

图3-5-17　肝硬化、门静脉高压合并急性上消化道出血

八、肠脂垂炎

肠脂垂炎是一种较少见的临床急腹症，可好发于任何年龄，以男性肥胖者多见，儿童鲜见。主要是肠脂垂扭转或自发的静脉血栓引起的缺血所致，若诊断不及时可导致粘连性肠梗阻、腹腔脓肿形成等并发症。由于该病与急性阑尾炎、肠系膜淋巴结炎的临床表现相似，容易造成误诊及不必要的手术干预，超声对其诊断具有较高的临床价值。

【临床特点】

主要表现为突然起病，剧烈腹痛，呈持续性，部位固定且局限，一般多位于左下腹，也可位于右下腹，患者可准确定位，伸展腹部时疼痛加重，偶可伴有腹膜刺激征，但全身炎症反应多不严重。

【扫查方法】

患者采取仰卧位或侧卧位，充分暴露腹部后可先采用低频探头进行检查，以疼痛点为中心，于横切面、纵切面、冠状切面等多方位观察整个腹腔，在压痛点重点扫查是否存在高回声区或以高回声为主的不均匀性软组织回声区。

【超声表现】

①于腹部压痛最明显部位可见中等或稍高回声实性包块，呈卵圆形或不规则形；②大多数病灶边界不清晰，与周围组织分界模糊，少数病灶边界尚清晰；③大部分病灶内部回声不均匀，可见条状、半环状、不规则点片状低回声，少部分病灶内部回声均匀；④包块位置比较固定，紧贴结肠壁，部分与腹壁粘连，探头加压时包块形状无改变，不随呼吸运动上下移动；⑤CDFI通常显示包块内无血流信号；⑥绝大多数病灶周围无积液征象，极少数病灶周围可有少量渗出液。

超声示例表现见图3-5-18、图3-5-19。

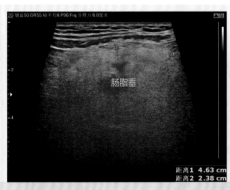

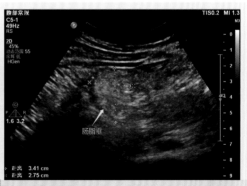

右下腹可见范围约46.3 mm × 23.8 mm的稍高回声包块，形态尚规则，边界欠清，内回声欠均匀，以稍高回声为主，中间可见不规则低－无回声区，后方回声无明显改变。

图3-5-18　肠脂垂炎

患者疼痛明显处腹腔内肠管周边脂肪回声不规则增强，呈范围约34.1 mm × 27.5 mm稍高回声区，形态尚规则，边界欠清，内回声尚均匀。

图3-5-19　肠脂垂炎

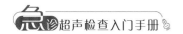

九、腹型过敏性紫癜

腹型过敏性紫癜是以消化道为首发症状的一种毛细血管变态反应性疾病，是小儿过敏性紫癜重要的病理分型之一。由于腹痛出现在皮疹之前，没有特异性的症状和体征，难以与急性肠胃炎、阑尾炎、肠套叠等外科急腹症相鉴别，临床诊断较为困难。高频超声能清晰观察小儿腹部肠管及内容物，可以提供重要的诊断依据。

【临床特点】

儿童好发，其中＜5岁患儿约占50%，季节性强，冬春季发病较多，临床表现多样。腹型过敏性紫癜可发生于消化道的任何部分，其中以小肠最为好发，患者可出现阵发性腹痛、恶心、呕吐或便血等消化道症状，特点是症状和体征分离：患儿自觉症状明显，呈阵发性或持续性绞痛，而腹痛部位一般不固定，大部分位于脐周；查体一般为轻压痛，压痛点不固定，无明显腹肌紧张及反跳痛。

【扫查方法】

患者取仰卧位，低频探头+高频探头联合依次扫查幽门部、十二指肠、空回肠及结肠各段肠管，转动探头行多切面扫查，重点观察回盲部、右上腹和左侧腹，观察肠壁结构厚度（肠壁厚度＞3 mm视为肠壁增厚）、血流情况、回声情况及肠蠕动情况、肠管周围淋巴结等。情况允许的患者可饮用400～700 mL水使肠腔充满液体作为透声窗。

【超声表现】

①肠管壁呈向心性全层增厚，黏膜下层尤其明显，肠管短轴呈"面包圈"样改变，长轴呈"波浪"样向内凸起；②肠壁各层次清晰可辨；③肠腔内可见液体滞留、肠道蠕动异常；④CDFI显示肠壁血流信号明显增多，急性期肠系膜上动脉舒张末期流速增高，血流阻力指数减低；⑤可合并肠系膜淋巴结肿大及肠间隙和腹腔、盆腔积液。超声表现示例见图3-5-20。

【鉴别诊断】

1.急性肠炎：肠管轻微增大，肠蠕动亢进。

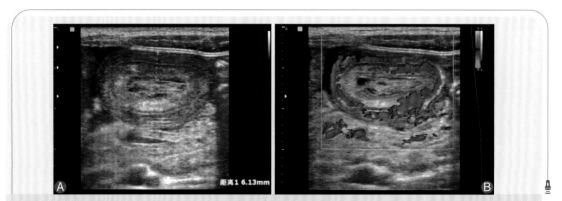

A.腹腔内可见局部肠管管壁明显增厚，自右腹部横行至中腹部，侵及肠管范围约（90＋60）mm×18 mm，肠壁较厚处约7.6 mm，横切呈"面包圈"征；B.CDFI显示上述病变肠管管壁上丰富的条状血流信号。

图3-5-20　腹型过敏性紫癜

2.肠痉挛：局部肠壁增厚，但肠腔内径无明显变化，肠壁血流信号不丰富。

3.急性坏死性肠炎：肠腔增大，与周围组织粘连，肠蠕动和肠壁血流信号消失。

4.儿童急性阑尾炎：多伴有发热，可有转移性右下腹痛，阑尾有典型声像改变。

5.肠套叠：短轴呈"同心圆"状，长轴呈"套筒"状，但需要注意排除过敏性紫癜继发肠套叠。

参考文献

[1] HE N X, YU J H, ZHAO W Y, et al. Clinical value of bedside abdominal sonography performed by certified sonographer in emergency evaluation of blunt abdominal trauma[J]. Chin J Traumatol，2020，23（5）：280-283.

[2] 陶杰，吴晓波，陈重，等.急诊床旁创伤重点超声评估结合区域脏器重点超声检查在闭合性腹部创伤中的应用[J].中华创伤杂志，2014，30（2）：138-141.

[3] 邬燕萍，高捷，施孝海，等.急诊超声对钝性腹部创伤内脏破裂出血的诊断分析[J].浙江创伤外科，2020，25（3）：588-589.

[4] BASNET S, SHRESTHA SK, PRADHAN A，et al. Diagnostic performance of the extended focused assessment with sonography for trauma（EFAST）patients in a tertiary care hospital of Nepal[J]. Trauma Surg Acute Care Open，2020，5（1）：e000438.

[5] GONZÁLEZ J M, ORTEGA J, CRENSHAW N，et al. The use of ultrasonography in the emergency department to screen patients after blunt and penetrating trauma：a clinical update for the advanced practice provider[J]. Adv Emerg Nurs J，2019，41（4）：290-305.

[6] 孙新党，孙花荣.超声检测在腹部创伤性肝脏破裂分级诊断中的应用价值[J].创伤外科杂志，2019，21（1）：67-69.

[7] 段琨，巩守平.骨折合并闭合性腹部损伤延迟性脾破裂临床诊断和治疗[J].中国临床研究，2018，31（5）：640-644.

[8] 汪谦，姜洪池，李宗芳.脾脏损伤治疗方式的专家共识（2014版）[J].中华普通外科学文献（电子版），2015，9（2）：83-85.

[9] LIANG T, ROSEMAN E, GAO M，et al. The utility of the focused assessment with sonography in trauma examination in pediatric blunt abdominal trauma：a systematic review and meta-analysis[J]. Pediatr Emerg Care，2021，37（2）：108-118.

[10] 余华，韩小莉.彩色多普勒超声诊断脾破裂的征象及价值[J].临床医学研究与实践，2019，4（11）：136-138.

[11] LIU J, FENG Y Y, LI A，et al. Diagnosis and treatment of atraumatic splenic rupture：experience of 8 cases[J]. Gastroenterol Res Pract，2019，2019：5827694.

[12] BALLON-LANDA E, RAHEEM O A, FULLER T W，et al. Renal trauma classification and management：validating the revised renal injury grading scale[J]. J Urol，2019，202（5）：994-1000.

[13] CHIEN L C, HERR K D, ARCHER-ARROYO K，et al. Review of multimodality imaging of renal trauma[J]. Radiol Clin North Am，2020，58（5）：965-979.

[14] 王曼，洪流，林浩.腹部创伤定点超声检查对急诊腹部闭合性创伤的诊断价值[J].世界最新医学信

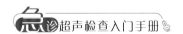
息文摘, 2019, 81 (19): 193-194.

[15] 吴春双, 张茂. 超声在创伤救治中的应用进展[J]. 创伤外科杂志, 2019, 21 (2): 147-150.

[16] 任卫东, 常才. 超声诊断学[M]. 4版. 北京: 人民卫生出版社, 2022.

[17] BOWEN D K, BACK S J, VAN BATAVIA J P, et al. Does contrast-enhanced ultrasound have a role in evaluation and management of pediatric renal trauma? A preliminary experience[J]. J Pediatr Surg, 2020, 55 (12): 2740-2745.

[18] HUSMANN D A. Commentary to "Renal ultrasound to evaluate for blunt renaltrauma in children: a retrospective comparison to contrast enhanced CT imaging[J]. J Pediatr Urol, 2020, 16 (5): 558.

[19] ODEDRA D, MELLNICK V M, PATLAS M N. Imaging of blunt pancreatic trauma: a systematic review[J]. Can Assoc Radiol J, 2020, 71 (3): 344-351.

[20] 王健, 王钧. 超声诊断胰腺外伤3例[J]. 中华超声影像学杂志, 2011, 20 (11): 995.

[21] MIELE V, PICCOLO C L, GALLUZZO M, et al. Contrast-enhanced ultrasound (CEUS) in blunt abdominal trauma[J]. Br J Radiol, 2016, 89 (1061): 20150823.

[22] 钟勋, 曹林平, 俞军. 创伤性胰腺炎的诊疗进展[J]. 中华危重症医学杂志 (电子版), 2019, 12 (6): 420-423.

[23] 刘勇, 桂天次, 吴勇军, 等. 外伤性膀胱破裂17例的诊疗体会[J]. 创伤外科杂志, 2019, 21 (12): 957-958.

[24] LAL M, KUMAR A, SINGH S. Intraperitoneal urinary bladder rupture diagnosed with ultrasound: an uncommon image[J]. Indian J Urol, 2019, 35 (4): 307-308.

[25] 梁彤, 任杰, 石星, 等. 常规超声及超声造影联合应用在膀胱损伤中的诊断价值[J]. 中国超声医学杂志, 2014, 30 (6): 555-557.

[26] BARNARD J, OVERHOLT T, HAJIRAN A, et al. Traumatic bladder ruptures: a ten-year review at a level 1trauma center[J]. Adv Urol, 2019, 2019: 2614586.

[27] BURROWES D P, CHOI H H, RODGERS S K, et al. Utility of ultrasound in acute pancreatitis[J]. Abdom Radiol (NY), 2020, 45 (5): 1253-1264.

[28] 张跃. 彩色多普勒超声诊断急性胰腺炎的效果观察[J]. 中国医药指南, 2020, 18 (1): 117-118.

[29] 孙德胜, 钟洁愉, 钟立明, 等. 超声造影联合常规超声对坏疽性胆囊炎和化脓性胆囊炎的鉴别诊断价值[C]//中国超声医学工程学会. 中国超声医学工程学会第十二届全国腹部超声医学学术大会论文汇编. 北京: 中国超声医学工程学会, 2018: 1.

[30] 顾敏, 方维东, 李康, 等. 急性结石嵌顿性胆囊炎致胆囊穿孔、肝脓肿及活动性出血1例[J]. 中国医学影像技术, 2019, 35 (6): 960.

[31] 余岳芬, 廖海燕, 何燕莲. 彩色多普勒超声对肝外胆管结石定位诊断的价值[J]. 肝脏, 2016, 21 (9): 793-795.

[32] ZHANG Z, LIU Z, LIU L, et al. Strategies of minimally invasive treatment for intrahepatic and extrahepatic bile duct stones[J]. Front Med, 2017, 11 (4): 576-589.

[33] RAYAPUDI K, GHOLAMI P, OLYAEE M, et al. Mirizzi syndrome with endoscopic ultrasound image[J]. Case Rep Gastroenterol, 2013, 7 (2): 202-207.

[34] RIPOLLÉS T, MARTÍNEZ-PÉREZ M J, VIZUETE J, et al. Sonographic diagnosis of symptomatic ureteral calculi: usefulness of the twinkling artifact[J]. Abdom Imaging, 2013, 38 (4): 863-869.

[35] 王伟, 胥剑, 邱鹏. CT平扫、经腹壁超声对输尿管结石所致急性肾绞痛的诊断效能对比[J]. 中国

CT和MRI杂志，2020，18（12）：120-122.

[36] 林丽萍，钟晓红，李胜利，等. 儿童急性阑尾炎的病理分型与超声声像对照分析[J]. 中国超声医学杂志，2020，36（7）：646-650.

[37] 余俊丽，刘广健，文艳玲，等. 超声检查对不同病理类型阑尾炎的诊断价值[J]. 中华医学超声杂志（电子版），2015，12（6）：467-472.

[38] KARAPOLAT B. Value of ultrasonography and the Raja Isteri Pengiran Anak Saleha Appendicitis score in the diagnosis of acute appendicitis[J]. ANZ J Surg，2020，90（4）：525-528.

[39] LI X Z，WANG H，SONG J，et al. Ultrasonographic diagnosis of intussusception in children：a systematic review and meta-analysis[J]. J Ultrasound Med，2021，40（6）：1077-1084.

[40] 张炳，张锦娜，刘明坤，等. 小儿多发型肠套叠七例分析[J]. 中华小儿外科杂志，2017，38（12）：911-914.

[41] 张宝娟，刘广禄，侯芳妮，等. 彩色多普勒超声在诊治小儿肠套叠中的临床价值[J]. 临床超声医学杂志，2017，19（12）：860-861.

[42] 张萍. 彩色多普勒超声在小儿肠旋转不良伴中肠扭转中的应用[C]//中国超声医学工程学会. 中国超声医学工程学会第十二届全国腹部超声医学学术大会论文汇编. 北京：中国超声医学工程学会，2018：1.

[43] 刘爽，吴青青. 胎儿肠旋转不良伴中肠扭转超声诊断研究[J]. 中华医学超声杂志（电子版），2016，13（11）：840-844.

[44] 王婧，段立伟，魏丽娟，等. 超声诊断急性重症缺血性坏死性肠炎1例及文献回顾[J]. 中国实验诊断学，2019，23（12）：2177-2179.

[45] ZENG S，TSIA HIN FONG C J，LI L，et al. Acute hemorrhagic necrotizing enteritis：a case report and review of the literature[J]. Ann Palliat Med，2021，10（5）：5853-5861.

[46] ZHAO Y，YANG Z，QUAN J，et al. Sonographic diagnosis of perforation of the gastric antrum caused by a foreign body：a case report[J]. Medicine（Baltimore），2019，98（8）：e14586.

[47] 毕小霞，沈铁柱. 超声低、高频率联合应用诊断上消化道穿孔的价值[J]. 临床超声医学杂志，2017，19（1）：70-71.

48] 陈晓康，陈泽坤，吕国荣，等. 超声在新生儿消化道穿孔中的诊断价值[J]. 中国超声医学杂志，2019，3（12）：1140-1142.

[49] 冯莲崧，植金兴. 超声、CT和X线诊断肠梗阻临床价值的对比研究[J]. 临床超声医学杂志，2016，18（5）：358-359.

[50] 李亮，王光霞，崔云峰. 粘连性肠梗阻超声分型及临床意义初探[J]. 中华超声影像学杂志，2020，29（8）：690-694.

[51] TUNG CHEN Y，BLANCAS GÓMEZ-CASERO R，QUINTANA DÍAZ M，et al. Results of a prospective study to evaluate the impact of point-of-care ultrasound in the enhancement of gastrointestinal bleeding risk scores[J]. Ultrasound Med，2020，39（2）：279-287.

[52] HASHIMOTO R，MATSUDA T. Inestin alascariasis detected by double-balloon enteroscopy[J]. Dig Endosc，2017，29（3）：387-388.

[53] GOURGIOTIS S，OIKONOMOU C，VELOUDIS G，et al. The diagnostic dilemma of primary epiploic appendagitis and how to establish a diagnosis[J]. Oman Med J，2016，31（3）：235-237.

[54] 崔伟，吕远，陈纲，等. 盲肠肠脂垂扭转致急性肠脂垂炎误诊为阑尾炎一例报告[J]. 中华普外科手

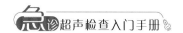

术学杂志（电子版），2018，12（1）：88.

[55] 崔华，马进财，刘绍玲.小儿腹型过敏性紫癜的高频超声诊断价值探讨[J].医学影像学杂志，2016，26（10）：1833-1836.

[56] LEUNG A K C，BARANKIN B，LEONG K F. Henoch-Schönlein purpura in children：an updated review[J]. Curr Pediatr Rev，2020，16（4）：265-276.

第四章

妇科及产科急诊超声

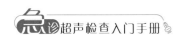

第一节　妇科急诊病变

一、异位妊娠破裂

异位妊娠是指受精卵在子宫体腔范围之外着床并生长发育，为最常见的妇产科急症之一。根据受精卵着床部位的不同可分为输卵管妊娠、卵巢妊娠、宫颈妊娠、腹腔妊娠等，其中以输卵管妊娠最为常见，输卵管妊娠中又以壶腹部妊娠最多见。部分异位妊娠可自发流产，部分异位妊娠在妊娠囊生长过程中可穿透肌层出现破裂并大出血，严重威胁孕妇的生命安全。

【临床特点】

主要症状为腹痛，可伴有阴道流血、肛门坠胀感，多数患者有停经史、人绒毛膜促性腺激素（human chorionic gonadotrophin，HCG）检测阳性，部分患者腹部触诊时可扪及包块。当出血急促且大量时，患者可出现剧烈腹痛，伴头晕、眼花、面色苍白，呈贫血貌，严重者可出现失血性休克。本病好发于输卵管疾病患者（输卵管通而不畅、闭塞不通或全不通），既往有宫外孕史、人工流产史及子宫畸形者。

【扫查方法】

可采用经腹部超声检查或经阴道超声检查。经腹部超声检查时，采用凸阵探头，频率3.5～5 MHz，患者充盈膀胱，取仰卧位进行检查。经阴道超声检查时，采用腔内探头，频率5～9 MHz，患者取截石位或用枕头垫高臀部，嘱患者排空膀胱。检查过程中观察并测量子宫大小、宫内膜厚度、妊娠囊的大小及其位置，观察胎心与胎芽发育情况；重点观察宫腔内有无妊娠囊，双侧附件区有无混合回声包块，黄体位于哪一侧卵巢。若发现包块，则观察并测量包块的大小、形态、边缘、回声特征、位置及性质；应用CDFI从多个切面观察包块周围血流情况。同时观察盆腔有无积液及积液的透声情况，必要时动态观察积液有无进行性增多。当患者明确有过性生活史时推荐使用经阴道超声扫查，可提高早期检出率。当出现盆腔大量积液，经阴道超声扫查未见明显包块，或包块位置较高、阴道超声远场显示欠清等情况时，可联合经腹部超声扫查。

【超声表现】

①子宫稍增大或大小正常，子宫内膜明显增厚，宫腔内未见正常妊娠囊回声，部分患者因出现内膜分离征可形成假孕囊声像，但其形态不如真孕囊饱满，且内部无卵黄囊及胚芽回声；②附件区见混合性包块（为异位妊娠破裂后形成），大小不等，边界不清，形态不规则，内部回声不均匀，可见规则或不规则无回声区；③直肠子宫陷凹或腹腔内显示游离无回声区，部分内透声欠佳，可出现絮状低回声、等回声漂浮（血凝块），此时若进行超声引导下穿刺，可抽出暗红色不凝血。超声表现示例见图4-1-1～图4-1-3。

【鉴别诊断】

1.卵巢黄体破裂出血：异位妊娠破裂和卵巢黄体破裂出血均为妇科高发的急腹症疾病，临床症状和超声图像均有很多相似之处，误诊率较高，主要依据患者的停经史、月经周期，以及血HCG水平进行鉴别。

2.急性盆腔炎：超声图像主要表现为附件区包块，边界不清，形态不规则，回声不均匀，与周围组织存在粘连，常合并盆腔积液，实验室指标有相应改变。主要依据患者停经史、血常规、血HCG水平进行鉴别。

3.急性阑尾炎：声像表现详见第三章第五节相关内容。根据病史、临床症状及超声表现的不同可进行鉴别。

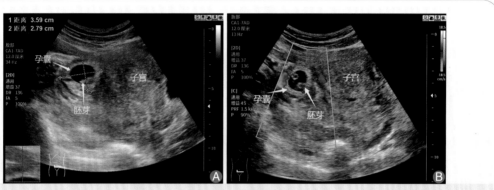

A.33岁女性，停经腹痛伴阴道流血就诊，右侧附件区可见一大小约36 mm×28 mm×37 mm的混合回声包块，边界欠清，形态尚规则，内可见范围约18 mm×17 mm的无回声区（孕囊），其内见卵黄囊及胚芽回声，胚芽长约14.7 mm，可见原始心血管搏动；B.CDFI显示右侧附件区混合回声包块内胚芽组织可见红蓝相间血流信号。

图4-1-1　右侧附件区妊娠

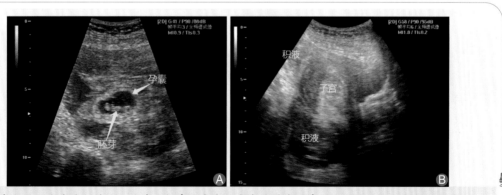

A.31岁女性，腹痛伴阴道流血就诊。超声检查宫腔内未见孕囊回声，左附件区见一大小约90 mm×69 mm混合回声包块，边界不清，形态欠规则，内可见一长18.8 mm胚芽声像，并见心管搏动；B.子宫周边可见不规则低-无回声区环绕。

图4-1-2　左侧宫外孕破裂

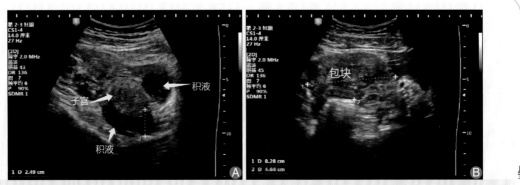

A.25岁女性停经64天，间断阴道流血伴下腹痛就诊。超声检查宫腔内无孕囊回声，子宫周围见无回声区包绕。游标所示为子宫后方无回声区深度。B.子宫右前方附件区见范围约82.8 mm×46.4 mm混合回声包块，边界欠清，形态欠规则，内回声不均匀，可见多处不规则透声较差的无回声区。

图4-1-3 右侧宫外孕破裂

【注意事项】

1.当输卵管妊娠的妊娠囊未破裂时，超声表现为附件区可见类妊娠囊样环状高回声结构，内以无回声为主，可见卵黄囊样结构及点状胚芽，CDFI显示妊娠囊周边见半环状血流信号，PW显示多为低阻动脉频谱。

2.对于停经及阴道流血的患者，应结合其病史、HCG结果分析。部分患者误认为阴道流血是月经，造成诊断干扰，一定要仔细询问病史，无阳性发现时要建议患者复查超声以免漏诊、误诊。

二、卵巢黄体破裂出血

卵巢黄体破裂出血是常见的妇科急症之一。黄体发育过程中，破坏卵巢小血管使黄体内部出血形成黄体囊肿，当内压继续增加，可自发性破裂或在剧烈运动等诱因下引起破裂，严重者可造成大出血危及生命。

【临床特点】

好发于20～40岁卵巢功能旺盛的女性，临床症状差别较大，部分患者仅有突发轻微的一侧下腹疼痛，流出的少量血液可自行吸收；部分患者则可能发生剧烈难忍的腹痛，严重者可发生失血性休克。腹部疼痛可伴肛门坠胀感，失血过多时可伴头晕、心慌等症状。部分患者有下腹部受到撞击、剧烈跳跃、奔跑、用力咳嗽或用力解大便等突然增加腹腔压力病史。

【扫查方法】

可采用经腹部超声检查或经阴道超声检查。对明确有过性生活史的患者建议优先选用经阴道超声检查。若患者无性生活史且经腹部超声检查效果不满意时，在征得患者同意后也可经直肠检查。检查过程中采用横向、纵向交叉扫查的方法，依次检查子宫、双附件及盆腔情况。测量并记录子宫、卵巢的大小，同时观察有无盆腹腔积液、积液透声情况、有无肿块、肿块的内部回声及形态、肿块与周围脏器的关系等。在扫查过程中，对病灶区域要进行多角度、多方向扫查，同时要注意保持足够的扫查范围，以免漏掉位置较高的病灶。观察肿块与周围脏器的关系时，可适当增加探头压力，使病灶相关区域的图像更加清晰。

【超声表现】

根据出血时间的长短、出血量的多少、是否形成囊肿等情况，有不同的超声表现。子宫的形态、大小多数正常，宫腔内多无异常发现。对于病程较短的患者，可出现盆腹腔积液，且透声欠佳，内夹杂细密光点。随着病情进展，逐渐形成血肿，出现包裹卵巢的低弱回声；当出血量较多时，子宫周边可见血肿包绕。

本病根据超声图像的不同可分为三型。Ⅰ型为囊肿型，以囊性包块为主，随着出血量增加、出血时间延长可转变为Ⅱ型，即以囊性为主的囊实包块型。Ⅰ型、Ⅱ型的包块形态规则、边界清晰，卵巢组织较易分辨。Ⅲ型主要为混合包块型，又可分为Ⅲa（类黄体型）、Ⅲb（不均质型）两类。Ⅲa型肿块多数不大，有清晰的边界，可见规则的黄体结构伴不完整环状血流信号，周围可见卵巢组织包裹；Ⅲb型形态不规则，边界不清晰，肿块内部回声紊乱，低回声、高回声夹杂，盆腔结构难以分辨，破裂来源无法判断。

超声表现示例见图4-1-4~图4-1-6。

【鉴别诊断】

主要与异位妊娠破裂出血相鉴别。宫外孕破裂和卵巢黄体破裂出血均为妇科高发急症，临床症状和超声图像均有很多相似之处，误诊率较高，根据妊娠相关病史、血HCG水平可以鉴别。

三、卵巢肿瘤蒂扭转

卵巢肿瘤蒂扭转是妇科常见的急症之一，指特定情况下卵巢肿瘤供给血管发生扭曲或折叠，从而导致卵巢肿瘤缺血、坏死破裂等。肿瘤的瘤蒂长、大小中等、活动度大及重心偏向一侧为其发生的危险因素，剧烈活动或突然变换体位为其常见的诱发因素。该病可造成患者持续剧烈的腹痛，进展快、危险度高，易造成卵巢出现无法逆转的损伤，因此需要及早确诊并立即采取有效的手术治疗。

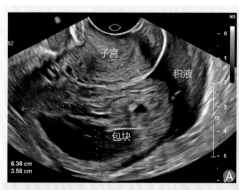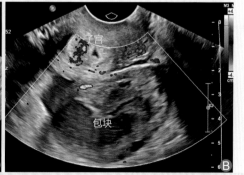

A.26岁女性，腹痛就诊，HCG（-）。左侧附件区探及一大小约56 mm×64 mm×34 mm混合回声包块，边界清，内回声不均匀，嵌有不规则无回声区，后方回声无明显改变。游标所示为混合回声包块范围。
B.CDFI显示左侧附件区混合回声包块周边探及星点状血流信号。

图4-1-4　左侧黄体破裂

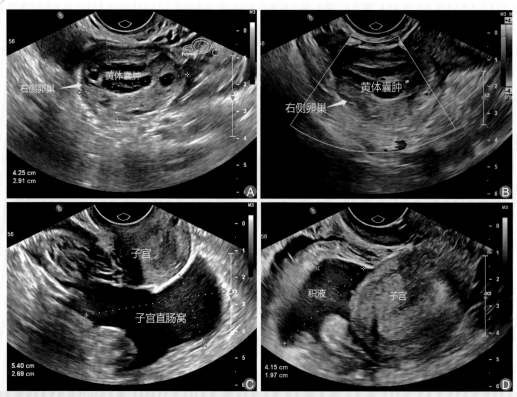

A.31 岁女性,腹痛就诊,HCG（－）。超声见右侧附件类卵巢结构,大小约 42.5 mm×29.1 mm,其内可见一大小约为 30 mm×14 mm 的厚壁囊性回声区,张力欠佳,呈长条状,囊内透声差,可见多条带状分隔。B.CDFI 显示右侧卵巢区厚壁囊性回声区周边可见点状血流信号声像。C.直肠子宫陷凹可见范围约为 54 mm×26.9 mm 的无回声区,内透声欠佳,可见细弱光点。游标所示为直肠子宫陷凹积液范围。D.子宫前方可见范围约为 41.5 mm×19.7 mm 的无回声区,内透声欠佳,可见细弱光点。游标所示为子宫前方积液范围。

图4-1-5 右侧黄体破裂

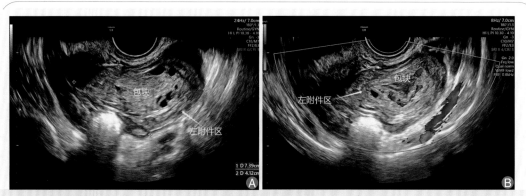

A.26 岁女性腹痛就诊,HCG（－）。超声检查示左侧附件区见一大小约 74 mm×41 mm×51 mm 的混合回声包块,回声紊乱,夹杂蜂窝状卵巢组织回声。B.CDFI 显示左侧附件区混合回声包块内见血流信号。

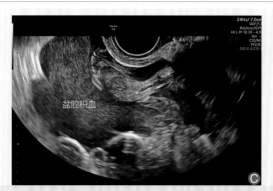

C. 盆腔见大量透声较差的无回声区，考虑为积血。

图4-1-6　左侧黄体破裂

【临床特点】

任何年龄段都可能发生卵巢肿瘤蒂扭转，其中以育龄期女性多见，症状与异位妊娠、阑尾囊肿、黄体囊肿破裂、输尿管结石、附件炎类似。大多数患者出现于快速改变体位、排便、撞击或跳跃等剧烈运动后，突发腹痛，呈持续、剧烈性腹痛，可伴随不同程度的呕吐、恶心等表现。妇科触诊时可于盆腹腔内扪及包块，张力大、压痛明显。

【扫查方法】

对于有性生活史者可联合经腹及经阴道超声检查。经腹部超声检查时，采用凸阵探头，频率3.5~5 MHz，患者充盈膀胱、取仰卧位进行检查。经阴道超声检查时，采用腔内探头，频率5~9 MHz，患者排空膀胱、取截石位或用枕头垫高臀部进行检查。多角度、多方位全面观察子宫、双附件及盆腔情况，重点观察附件区有无肿块。如若发现肿块，则观察肿块的位置、大小、形态、边界、内部回声、有无扭曲、是否伴有盆腔积液等，并在与子宫相邻的位置找寻蒂部，运用彩色多普勒超声对蒂部的血流信号、频谱进行观察。

【超声表现】

盆腔内附件区见混合回声包块，边界尚清。发生蒂扭转的卵巢肿瘤如为囊性包块，可见囊壁水肿增厚；如以实性组织为主，其内回声可出现紊乱、高低不均。盆腔混合回声包块与子宫之间可见扭转的蒂部呈"麻绳"状低回声，横切面呈"漩涡"状，"麻绳"状的旋转圈数与扭转程度相关。CDFI血流信号可提示扭转程度的轻重：扭转程度较轻或者扭转初期可见条索状血流信号，呈同心圆状旋转，卵巢及卵巢肿瘤内可见血流信号；随着扭转程度加重，卵巢与卵巢肿瘤内部及周边均无明显血流信号，卵巢肿瘤蒂部的血流信号逐渐减少直至消失。超声表现示例见图4-1-7、图4-1-8。

【注意事项】

附件区出现"麻绳"状低回声和特征性"漩涡"状血流信号时，提示有卵巢及附件扭转可能。扭转的肿块内探及血流信号可能与不完全性扭转或者处于扭转早期等有关，因此不能排除扭转可能，需要建议患者密切随诊动态观察。

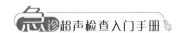

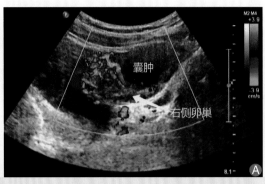

右侧卵巢内可见一大小约为 39 mm×27 mm 的囊性无回声区，内透声可，周边可见少许卵巢组织，CDFI 显示该囊性无回声区上部可见较丰富血流信号。

图4-1-7　卵巢肿瘤蒂扭转

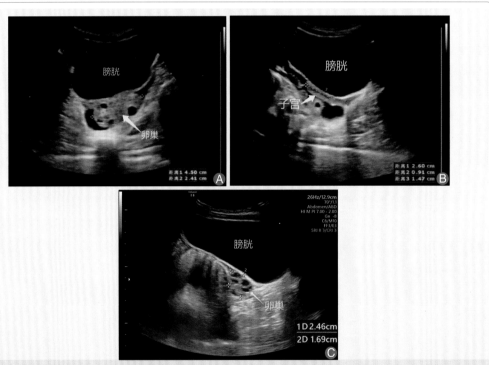

A.7 岁女童腹痛就诊，超声见左侧卵巢增大并盆腔积液。游标所示为左侧卵巢，大小约为 44 mm×24 mm。B.子宫大小约 26 mm×9 mm，宫颈长约 14.7 mm。C.左侧卵巢扭转术后复查：左侧卵巢大小为 25 mm×17 mm。

图4-1-8　左侧卵巢扭转

四、卵巢/子宫嵌顿疝

腹外疝由腹内脏器或组织经腹壁或盆壁的薄弱点或缺损向体表突出形成，由于卵巢、输卵管位置前倾，可达腹前壁腹股沟管处，因此疝内容物除小肠、大网膜外，还可以是卵巢、输卵管及子宫，而且常常不易回纳，出现嵌顿时可引起坏死。

【临床特点】

以女性婴幼儿多见，腹股沟区可见一边界清晰的椭圆形包块，质韧，活动度欠佳，局部皮肤无明显红肿，包块不能还纳。若嵌顿时间长，患儿可有烦躁、哭闹等症状。

【扫查方法】

患者取仰卧位，充分暴露下腹部及腹股沟区，采用高频线阵探头扫查，频率7～12 MHz，观察包块与腹腔是否相连，疝内容物形态、大小、回声，疝内口大小等。当不能确定疝内容物性质时，可使用腹部凸阵探头扫查盆腔，观察子宫及双侧卵巢情况。

【超声表现】

1.嵌顿疝的腹股沟内环口及腹股沟管增厚，包块呈梨状，疝内容物经内环口与腹腔相连。嵌顿物为卵巢时，包块呈不均匀团状低回声，内可见多个较小的圆形或类圆形无回声区（小卵泡）呈"蜂窝"状；嵌顿物为子宫时，包块呈"茄"形低回声团，中间见线状高回声（宫腔线）。部分包块周边伴有积液无回声区，探头加压时包块无明显还纳。

2.CDFI显示疝内卵巢/子宫的血流信号依据嵌顿时间及严重程度表现不一，可出现血流信号丰富、仅可见点状血流信号或血流信号消失这三种情况。血流信号丰富者提示复位后预后良好，而血流信号减少甚至消失者提示扭转合并坏死可能。

超声表现示例见图4-1-9。

【鉴别诊断】

1.腹股沟疝内容物为肠管时，声像表现为圆形或椭圆形非均质回声，其内可见肠气回声，部分可见蠕动感，严重者可见水肿的肠管回声。

2.腹股沟疝内容物为网膜时，声像表现为圆形或椭圆形非均质回声，无蠕动感。

联合腹部探头观察盆腔内子宫及卵巢的情况有助于鉴别诊断，若能在盆腔内扫查到正常的子宫及附件回声可排除卵巢/子宫嵌顿疝的可能。

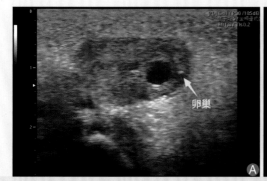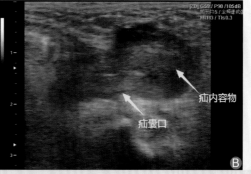

A.1月龄女婴，高频探头于左侧腹股沟区可见疝囊样结构向腹腔外凸出，范围约21 mm×15 mm，疝内容物为网膜、肠管及卵巢结构，卵巢内可见大小约4.7 mm×4.5 mm无回声区；B.显示疝囊口与疝内容物。

图4-1-9　左侧腹股沟区卵巢疝

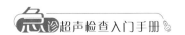

五、急性盆腔炎

盆腔炎是感染等因素造成的女性内生殖器及周围结缔组织炎，可分为急性与慢性，其病理进展包括炎性浸润、水肿、渗出、粘连、形成脓性包块。急性盆腔炎可分为子宫体炎、输卵管炎、输卵管积液、输卵管积脓、卵巢积脓等类型，不同类型可单独或同时发生。急性盆腔炎若未进行及时、有效的诊治可形成盆腔脓肿，严重者可导致腹膜炎、脓毒血症等并发症；部分转为慢性盆腔炎，可致患者出现不孕、慢性盆腔疼痛等并发症，影响其生殖健康。

【临床特点】

患者多表现为下腹部疼痛不适、阴道分泌物增多、月经不规律等。当形成脓肿时患者可出现寒战、高热、腹痛加剧、阴道脓性分泌物。若脓肿破裂流入腹腔可造成腹膜炎甚至脓毒血症。妇科检查可扪及盆腔包块，边界不清，有子宫抬举痛及触痛，形成盆腔脓肿时可触及波动感。

【扫查方法】

首选经阴道超声，必要时联合经腹部超声扫查。观察子宫形态、大小、内膜回声；双侧对比扫查卵巢形态、大小、边界是否清晰、附件区有无囊性或囊实性混合回声包块，以及包块的形态、与卵巢及子宫等周围组织的位置关系、边界；观察盆腔有无积液及积液透声情况；观察直肠子宫陷凹的边界是否清晰、锐利。

【超声表现】

1.急性子宫体炎：子宫增大，内膜增厚，宫腔内可见大量透声差的积液，伴有细点状强回声漂浮。急性子宫肌炎时，肌壁间可形成脓肿，呈透声差的无回声区。

2.急性输卵管炎：正常情况下输卵管显示欠清，急性输卵管炎早期仅表现为输卵管增粗、回声减低，超声表现为附件区条索状低回声区，边界模糊。CDFI显示增粗的输卵管内探及点状或点条状血流信号。

3.输卵管积液：附件区探及与子宫及卵巢关系密切的囊性肿块，呈迂曲的管状结构，壁厚，不光滑，可有小皱褶状突起，内部无回声，透声欠佳，可见细小光点漂浮。CDFI显示囊壁可见点条状血流信号。

4.输卵管积脓：附件区、卵巢旁可见囊性或囊实性混合回声包块，部分呈"腊肠"样改变，内可见多条带状分隔；部分切面可见相通，内透声差，伴密集细弱光点及小片状稍高回声区。包块与子宫及卵巢关系密切，与周围组织粘连，分界欠清晰。用探头加压包块时患者有明显触痛。CDFI显示混合回声包块壁及分隔上可见点条状血流信号。

5.卵巢积脓：卵巢显示欠清晰，附件区探及囊实混合回声包块，囊壁厚，周围组织分界不清，部分包块周边可见少许正常蜂窝状卵巢样组织。CDFI显示混合回声包块的实质部分内可见点条状血流信号。

超声表现示例见图4-1-10、图4-1-11。

【鉴别诊断】

早期急性盆腔炎与宫外孕、急性阑尾炎等疾病的超声图像有很多相似之处，应仔细咨询病史，结合HCG水平、实验室检查结果进行鉴别。可建议患者抗炎治疗后复查，若抗炎治疗有效，复查时盆腔炎性混合回声包块会缩小或消失。

1.子宫内膜异位症：患者表现为经期下腹部或腰骶部疼痛，部分患者仅有腰骶部酸胀感。其声像表现与卵巢脓肿类似，可呈不规则或椭圆形囊性包块，壁厚不光滑，内可见密集细小的点状回声，分布均匀，边界清楚，后方回声增强。但子宫内膜异位症患者有明显的痛经史，附件区的囊肿大小和回声可随月经周期发生改变。

2.宫外孕：患者有停经史，HCG（＋），子宫形态略饱满，附件区见混合回声包块。宫外孕破裂时，除附件区见边界不清的混合回声包块外，盆腔内可见透声欠佳、伴密集细小光点的积液（积血）声像。

3.急性阑尾炎：详见第三章第五节相关内容。

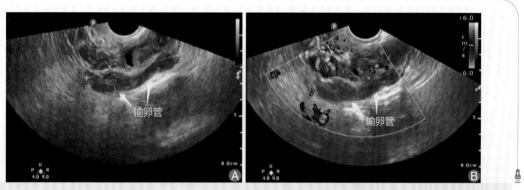

A.左侧附件区探及范围约60.4 mm×15.4 mm腊肠样混合回声包块，包绕左侧卵巢，与卵巢分界不清，包块壁厚、毛糙，内透声差，见细弱光点回声；B.CDFI显示左侧附件区混合回声包块的周边可见点状血流信号。

图4-1-10　左侧输卵管积脓

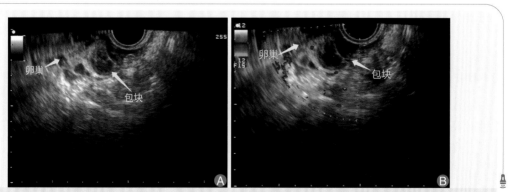

A.右附件区可见大小约39 mm×28 mm混合回声包块，形态规则，边界欠清晰，内以低－无回声为主，夹杂条状、絮状稍高回声，周边可见卵巢"蜂窝"样组织；B.CDFI显示右附件混合回声包块周边可见点状血流信号。

图4-1-11　右侧卵巢炎性病变（积脓）

六、宫腔操作致子宫穿孔

子宫穿孔为妇科较为严重的一种并发症，是指子宫壁全层损伤，致使宫腔与腹腔或其他

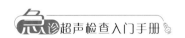

脏器相通，最常见于各种宫腔内操作的手术，与术者经验不足、子宫畸形、子宫位置异常等多种因素相关。由于子宫峡部及角部的肌层较为薄弱，故发生部位以该处多见。目前大多数医院于超声监测下进行宫腔操作，超声可视化使子宫穿孔的概率大大降低。

【临床特点】

宫腔操作时患者突然感到剧烈牵拉疼痛，可进行性加重，并伴有腹胀、恶心、呕吐或内出血等症状。穿孔部位与子宫体位关系密切，前位子宫穿孔部位以宫体下段后壁多见，后位子宫则以宫体下段前壁多见。

【扫查方法】

联合经阴道及经腹部超声检查，仔细观察子宫轮廓、大小、回声改变，以及子宫肌层有无回声中断、盆腔有无积液无回声区。应全面扫查宫腔，包括峡部及宫角处，以免遗漏。

【超声表现】

1.子宫探针所致穿孔：肌层内可见一条状稍高回声，一端连接于宫腔；当浆膜层被穿透时，浆膜层局部回声连续性中断，肌层内条状稍高回声两端分别连接宫腔和腹腔。盆腔可出现少许积液，部分患者宫腔也可出现少许积液。

2.吸管所致穿孔：因吸管内径较粗，且操作过程中带有负压，所致穿孔与探针穿孔不同，吸管穿透肌层时形成的不均质高回声孔道较粗，贯通宫腔与浆膜层，腹腔内容物可因吸管负压吸引经孔道进入子宫肌层或宫腔内，肌层穿孔处可见不均质高回声，或见肠管、脂肪样组织嵌顿于肌层内，与腹腔内组织分界欠清。并发肠管损伤时可出现肠管扩张，局部肠管蠕动减弱或不蠕动。盆腔积液较多。

第二节 产科急诊病变

一、胎儿宫内窘迫

胎儿宫内窘迫是指胎儿在宫内出现缺氧的征象，主要是由母体血氧含量不足引起，其危险性较高，对胎儿的生命健康造成威胁，可导致胎儿发生宫内死亡或出现新生儿缺氧缺血性病变，准确快速诊断对降低围生儿死亡率有重要意义。

【临床特点】

主要表现为羊水胎粪污染、胎动减少或消失、胎儿心率异常及酸中毒。

【扫查方法】

患者取仰卧位，保持平静呼吸，采用凸阵探头，频率3.5~5.0 MHz。首先行产科常规超声检查，观察胎儿及其附属物，随后重点观察胎心、胎动、羊水指数、脐动脉、大脑中动脉等情况，监测大脑中动脉及脐动脉的RI值及S/D值。

【超声表现】

①早期缺氧表现为在无胎动及宫缩时，胎心率＞160次/分，严重缺氧表现为胎心率＜120次/分甚至＜100次/分；②胎动次数＜3次/小时；③羊水过少（羊水指数＜5 cm），羊水量过少时极易导致胎儿胸腔受到挤压、心脏受到压迫等，随着时间的延长会形成慢性酸性中毒，一定程度上加重了胎儿宫内窘迫，且增加了死亡率；④可伴有脐带绕颈，脐带缠绕过紧或受压程度较重，可使脐动脉血流无法正常流动，胎儿脐动脉收缩压及舒张压比值快速上升，出现缺氧、缺血；⑤胎儿大脑中动脉的血流阻力指数能反映脑循环状况，胎儿宫内缺氧时，大脑中动脉血管扩张，舒张期血流明显增加，血流阻力降低，当大脑中动脉血流阻力指数低于同孕周胎儿平均值的两个标准差时，提示胎儿脑部出现严重的缺氧。超声表现示例见图4-2-1、图4-2-2。

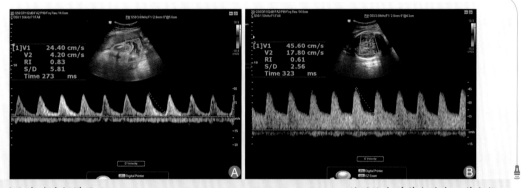

A. 胎儿脐动脉频谱显示 Vs 24.4 cm/s、Vd 4.2 cm/s、RI 0.83、S/D 5.8。该胎儿合并羊水过少，羊水指数 57 mm。B. 大脑中动脉频谱显示 Vs 45.6 cm/s、Vd 17.8 cm/s、RI 0.61、S/D 2.56。

图4-2-1　孕29 W⁺胎儿宫内窘迫

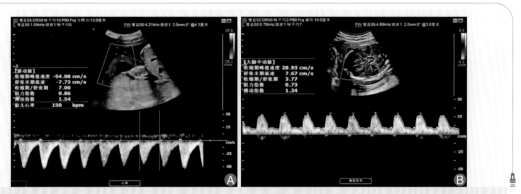

A. 胎儿脐动脉频谱显示 Vs 54.08 cm/s、Vd 7.73 cm/s、RI 0.86、S/D 7.00、PI 1.54。B. 大脑中动脉频谱显示 Vs 28.93 cm/s、Vd 7.67 cm/s、RI 0.73、S/D 3.77、PI 1.34。

图4-2-2　孕24 W⁺胎儿宫内窘迫

二、妊娠期完全性子宫破裂

完全性子宫破裂为产科最严重的并发症之一，是指子宫肌壁全层破裂，宫腔与腹腔相

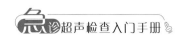

通，多发生在妊娠中、晚期。剖宫产史、肌瘤剔除史、宫腔操作史、梗阻性难产、先天性子宫发育异常等均为其高危因素。妊娠期完全性子宫破裂发病率较低，但发病急，病情重，进展迅速，若不能及时准确的诊治，将严重危及产妇及胎儿的生命。

【临床特点】

患者的临床表现缺乏特异性，产妇可出现持续性下腹部疼痛、阴道流血伴呼吸急迫、面色苍白、血压下降，出血量较大时产妇可出现失血性休克，检测胎心显示早期可增快，而后下降或消失。

【扫查方法】

患者取仰卧位，行腹部超声检查，采用凸阵探头，频率3.5～5.0 MHz，进行连续多切面扫查。首先行产科常规超声检查，观察胎儿、胎盘、羊水、脐血流等基本情况，之后重点观察子宫肌壁的连续性和完整性、子宫与胎儿及其附属物之间的关系、宫旁有无异常回声、盆腹腔有无积液等情况。必要时可结合经会阴超声或腔内超声观察宫颈及子宫前壁下段的情况。

【超声表现】

完全性子宫破裂的超声图像表现复杂多样，与子宫破裂原因、部位、大小、超声检查时间密切相关：①子宫形态异常，部分节段外凸膨隆或呈缩复环样；②肌层薄厚不均、凹凸不平，连续性中断、局部回声紊乱；③破裂口处有嵌顿的血块及胎盘组织时，呈凸出于子宫轮廓外的非均质高回声，与宫内组织分界不清；④胎儿及其附属物可部分位于宫腔、部分位于腹腔，或宫腔未见胎儿及其附属物；⑤子宫周围可见积血块的非均质低回声，与子宫肌层分界不清，有活动性出血存在时，可随时间延长而体积增大；⑥盆腔和（或）腹腔出现无回声区。

【鉴别诊断】

须与妊娠期其他急腹症相鉴别。

1.胎盘早剥：主要临床表现为突发持续性腹痛或背痛，超声可见胎盘与子宫肌壁间不规则高回声或低无回声区。

2.急性阑尾炎：详见第三章第五节相关内容。应注意妊娠期阑尾位置随子宫增大而逐渐上移，临床表现不典型，且受增大子宫的遮挡，阑尾不易在超声下显示，易漏诊或误诊。

3.输尿管结石：详见第三章第四节相关内容。应注意部分孕妇因增大的子宫压迫输尿管亦可引起输尿管扩张和肾盂积水，应仔细甄别，沿输尿管行程查找是否存在强回声团。

4.妊娠期急性脂肪肝：是妊娠晚期一种罕见的疾病，病理特征为脂肪大量浸润肝细胞，引起肝衰竭，起病急，进展迅速，病情凶险，多伴有肾、脑等多脏器损害，极易导致孕产妇及胎儿死亡。临床多有腹痛及呕吐症状，实验室指标胆红素、尿酸、氨基转移酶、肌酐等升高。超声检查可见肝实质回声增强、光点细密，伴有腹腔积液。肝脏活检提示微泡状脂肪变性。

【注意事项】

孕妇出现腹痛症状，超声检查子宫、胎儿及附属物未探及明显阳性发现时，应考虑孕妇是否存在腹部脏器病变，同时扫查肝脏、胆囊、胰腺等部位，以免遗漏。

三、胎盘早剥

胎盘早剥是妊娠晚期的严重并发症，主要病理变化为底蜕膜出血形成血肿，导致胎盘与宫壁分离剥脱。该病起病急、病情进展迅速，当剥离面积广泛时孕妇可出现严重出血、弥散性血管内凝血、休克；胎儿可出现宫内缺氧，严重危及母婴生命。

【临床特点】

胎盘早剥的主要病因是高血压，患者主要症状为腹痛并阴道流血。应注意出现血液在胎盘与子宫壁之间积聚即隐性剥离时，患者可出现剧烈腹痛、子宫压痛，可不伴阴道流血症状；当剥离面积较小且持续时间较短时，血液迅速凝固，患者可无临床症状。

【扫查方法】

使用凸阵探头常规扫查胎儿及其附属物，重点检查胎盘位置、形态、厚度及胎盘内部、基底部、边缘处回声有无改变，观察胎盘与子宫肌层分界是否清晰、胎盘基底部与宫壁间有无异常回声。采用CDFI检查胎盘内部及基底部的血流情况。需注意后壁胎盘受胎儿遮盖及远场回声衰减等因素影响，发生早剥时易漏诊。

【超声表现】

1.胎盘局部增厚，厚度＞50 mm，明显增厚者可＞80 mm，回声紊乱、分布不均，可出现不规则无回声和点状、斑片状低回声及高回声交杂。

2.胎盘基底部与子宫壁之间出现局限性血肿区，边界尚清晰，边缘不规则，呈"新月"形或不规则形，其内回声呈无回声、低回声或高回声，CDFI显示其内无血流信号。血肿的回声及形态随出血时间、出血量的不同而不同：急性出血时表现为低回声或等回声区，出血停止后可逐渐变为无回声区，随时间推移血肿可呈现为高回声甚至较强回声；出血量较少时可表现为窄带状；出血量较多时可表现为圆形、类圆形或不规则形。

3.胎盘边缘剥离时可见边缘抬高，并出现局限性低-无回声血肿区，血肿可以沿胎盘基底部与子宫肌壁向宫颈内口延伸。

4.胎盘剥离面积大于2/3或全部剥离时，胎盘体积明显增大，形态不规则，内部回声杂乱，呈混合回声，正常胎盘组织回声减少甚至消失。CDFI显示胎盘血流信号明显减少甚至消失。

5.其他：血液破入羊膜腔内可出现密集点状回声、不规则低回声或强回声漂浮；胎儿可出现心率减慢、脐动脉舒张期血流消失，剥离面积过大时可出现胎死宫内；孕妇子宫动脉PI值升高，出现舒张早期切迹。

超声表现示例见图4-2-3～图4-2-6。

【鉴别诊断】

1.胎盘后子宫肌瘤：多呈边界清晰的圆形或椭圆形低回声包块，边界清楚，一般回声均匀，CDFI显示周边可见环状血流信号。

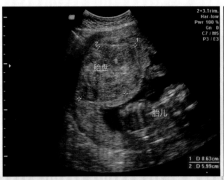 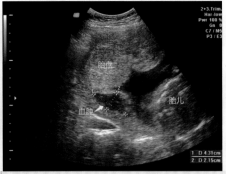

胎盘附着于子宫后壁,形态不规则,局部增厚,较厚处约71 mm,可见一大小约114 mm×67 mm的不规则性稍高回声团块,内部回声不均匀。

胎盘下缘实质内可见一范围约43 mm×21 mm的低-无回声区,边界尚清,内可见细小弱光点回声。

图4-2-3 孕23 W^{+6}胎盘早剥(1) 图4-2-4 孕23 W^{+6}胎盘早剥(2)

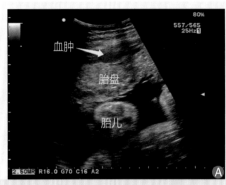 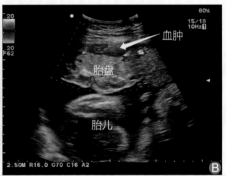

A.胎盘局部与宫壁间可见条状无回声区,内透声欠佳,范围约63 mm×11 mm;B.CDFI显示胎盘局部与宫壁间条状无回声区内未见明显血流信号。

图4-2-5 孕31 W^{+}胎盘早剥(胎盘后方血肿形成)

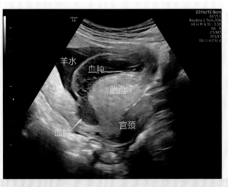

胎盘下缘完全覆盖宫颈内口,胎盘近宫颈内口处探及范围约26 mm×16 mm的低-无回声区,内可见细密光点蠕动,于胎盘下缘胎儿面探及范围约81 mm×18 mm的无回声区,内透声较差,见条索样絮状回声。

图4-2-6 孕13 W^{+}完全性前置胎盘合并胎盘早剥、血肿形成

2.胎盘血管瘤：多呈边界清晰的类圆形包块，内呈"蜂窝"状低-无回声，CDFI可探及较丰富的红蓝血流信号。

3.胎盘静脉窦：多呈边界清楚、形态规则的无回声区，部分可见细小光点缓慢蠕动，CDFI可显示其内充满色彩暗淡的血流信号。

4.胎盘与宫壁间的胎盘静脉丛：可显示为边界不清、形态不规则的低-无回声区，易与胎盘早剥混淆，但静脉丛CDFI显示其内有血流信号，而剥离导致的血肿无血流信号。

四、胎盘植入

胎盘植入是产科严重并发症之一，为蜕膜组织发育不良、绒毛组织侵袭并植入子宫肌层，根据胎盘植入的深度分为三型：粘连型，胎盘滋养层穿入蜕膜而未进入子宫肌层；植入型，胎盘滋养层侵入肌层，但未完全穿透；穿透型，胎盘滋养层完全穿透子宫肌层，进入周围组织。

【临床特点】

胎盘植入的确切病因目前尚不明确，前置胎盘、剖宫产史、高龄妊娠、多次流产史均为高危因素。胎盘植入在孕妇产前缺乏典型的临床表现，但产后病情凶险，可导致孕妇产后大出血、子宫穿孔、感染、弥散性血管内凝血、休克，危及患者的生命安全。

【扫查方法】

使用频率3.5~5.0 MHz的凸阵探头，常规扫查胎儿及其附属物，多切面观察胎盘位置、形态、厚度、回声，以及胎盘后间隙有无消失、胎盘内部回声是否均匀、胎盘与宫壁之间的关系有无异常、子宫与膀胱浆膜层有无断裂、胎盘有无侵入子宫外组织等。采用CDFI观察胎盘及子宫壁血流信号、子宫膀胱表面浆膜层有无血流信号增加。

【超声表现】

1.胎盘后方的低回声区变薄或消失，仅可见子宫浆膜层线状高回声，胎盘后间隙消失，严重者子宫浆膜与膀胱壁间的高回声带中断、不规则，甚至消失；

2.胎盘增厚，胎盘实质内出现不规则的无回声区，内可见红细胞自发显影，呈"沸水"征，CDFI显示漩涡中部可因血流缓慢而出现血流缺失。

3.胎盘组织异常隆起，局部子宫浆膜甚至胎盘局部膨入周围组织（通常为膀胱）。

4.CDFI显示子宫肌层和膀胱后壁之间有丰富的、密集的、迂曲的血流信号，频谱显示为高速湍流。

5.合并剖宫产史患者子宫下段前壁肌层变薄、消失，肌层与胎盘分界不清，CDFI显示丰富血流信号时，应考虑该病的可能。

超声表现示例见图4-2-7、图4-2-8。

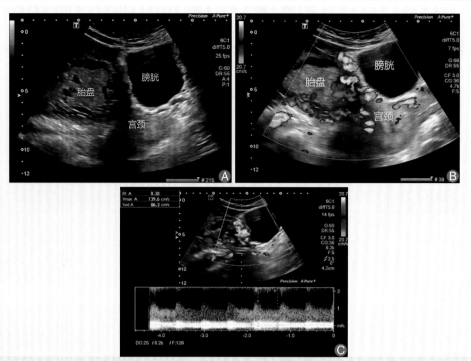

A.超声检查显示胎盘附着面较广，附于子宫左前壁、左侧壁及左后壁，胎盘下缘完全覆盖宫颈内口，胎盘局部后方与子宫肌层分界欠清，胎盘后间隙消失，胎盘实质内见多个不规则无回声区，其一大小约 36 mm×14 mm，部分内可见光点移动；B.CDFI 显示胎盘后方与子宫壁肌层内探及丰富的血流信号；C.PW 显示为高速低阻频谱，其一测值 Vmax=139.6 cm/s，Ved=86.3 cm/s，RI=0.38。附该患者术后诊断：①凶险性前置胎盘并出血；②胎盘植入。病理诊断：胎盘粘连，灶性植入，血肿形成。

图4-2-7　完全性前置胎盘合并胎盘植入

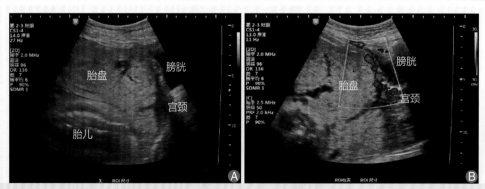

A.超声检查显示胎盘位于子宫前壁，较厚处约 49 mm，成熟度Ⅰ～Ⅱ级。胎盘下缘完全覆盖宫颈内口，内可见多个无回声区，较大的范围约 48 mm×26 mm×42 mm，其内可见大量的细弱光点翻滚。胎盘下缘覆盖原剖宫产切口处，胎盘后间隙显示不清，部分切面未见明显肌层回声。B.CDFI 显示胎盘后方探及丰富的血流信号。附该患者术后诊断：①凶险性前置胎盘；②完全性子宫破裂；③胎盘穿透性植入。病理结果：肉眼可见胎盘下缘完全覆盖宫颈内口，胎盘组织与宫壁组织粘连紧密，手工无法剥除。病理诊断：子宫平滑肌内可见胎盘绒毛，符合胎盘植入。

图4-2-8　完全性前置胎盘合并胎盘植入（部分穿透性）

五、脐血管前置

脐血管前置是指走行于胎膜间而无华通胶或胎盘组织保护的脐血管跨越宫颈内口或子宫下段时，位置处于胎先露的下方。主要病因为胎儿绒毛发育异常，其发生率为0.01%～0.08%。脐血管前置可受胎先露压迫，随着孕周的增加，宫颈的增大，胎先露对血管的压迫也随之增加，易引起血液循环不畅甚至血管破裂，导致胎儿缺血、窘迫甚至死亡。因此进行明确的产前诊断对降低围生儿死亡率具有重要意义。

【临床特点】

前置的血管未发生破裂时，没有特异性的临床表现，主要在常规超声筛查中发现；当前置的血管发生破裂出血时，临床表现为无痛性阴道出血，胎儿的胎心率很快下降甚至消失，新生儿预后很差，死亡率很高。

【扫查方法】

可采用经腹部联合经会阴、经阴道超声检查，分别采用凸阵探头（经腹部、经会阴，频率2.0～5.0 MHz）和经腔内探头（经阴道，频率4.0～9.0 MHz）。对胎儿进行系统性产前超声检查后，重点观察胎盘位置、脐带胎盘插入点、宫颈内口附近的血管情况。当发现存在低置胎盘、"帆"状胎盘、副胎盘等高危因素时更应注意宫颈附近有无可疑血管。可采用经会阴、经阴道超声进一步确认（注意经阴道超声检查时应征求孕妇同意，动作轻柔，尽量减少探头与宫颈的接触）。

【超声表现】

宫颈内口上方或附近可见胎膜下血管回声，距宫颈内口的距离≤20 mm，该血管缺乏螺旋，表面无胶质包裹，位置固定不变，沿胎膜走行后最终汇于胎盘实质内，CDFI显示其内有血流信号，频率与胎儿心率一致。首次就诊孕周≥28周，符合上述标准即可明确诊断；首次就诊孕周<28周，符合上述标准，则拟诊为血管前置，定期随访复查，重点观察宫颈内口处血管有无变化情况。

血管前置根据胎盘形状不同分为两种类型：Ⅰ型为单叶胎盘伴发血管前置，如"球拍"状胎盘、"帆"状胎盘等合并血管前置；Ⅱ型为多叶胎盘伴发血管前置，如副胎盘、"分叶"状胎盘等合并血管前置。

超声表现示例见图4-2-9。

【鉴别诊断】

1.孕晚期脐带先露：脐带先露指脐带位于宫颈内口与胎先露之间的羊膜囊内，可见脐带螺旋，并可随胎动而发生位置变动。部分孕周较大的胎儿，胎头紧贴宫颈内口，或先露段脐带螺旋减少，导致孕晚期脐带先露与血管前置较难鉴别。

2.脐带脱垂：在宫颈内口及宫颈管内可见脐带血管显示，而脐血管前置者血管在胎膜内走行，位置固定。

3.子宫下段及宫颈血管扩张：于正常妊娠中经常可见，但其频谱多普勒显示为母体动脉或静脉血流，而前置血管显示为胎儿脐动脉血流。

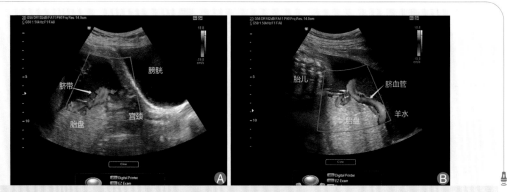

A. 胎盘位于子宫后壁，下缘几乎完全覆盖宫颈内口，脐带于宫颈内口处胎盘边缘进入胎盘；B. 脐带靠近胎盘边缘处顺胎膜走行一段距离后进入胎盘。

图4-2-9　孕33 W^{+6}脐血管前置（合并前置胎盘、"帆"状胎盘）

附 妇科超声常用检查途径和方法

1.经腹部超声检查：适用于所有患者，需要患者充盈膀胱，受腹壁脂肪层及肠气等因素干扰，肥胖、肠气较多的患者往往显示不满意。被检查者取仰卧位，充分暴露下腹部，选用仪器的妇科检查条件，探头置于下腹部，对子宫、双侧卵巢、附件区及盆腔进行扫查。附件区直接显示欠清时，可以膀胱为透声窗，从对侧稍加压观察。

2.经阴道超声检查：适用于已婚或已有性生活的患者，不能用于无性生活史患者。患者取截石位，充分暴露外阴，采用经阴道探头，将隔离套套于探头上，嘱患者放松，轻柔地将探头放置于阴道内，对子宫、卵巢、附件区及盆腔进行纵切及横切等多方位扫查。应当注意的是检查前仔细询问患者有无性生活史。

经阴道超声检查优点是无须充盈膀胱且不受腹壁脂肪层及肠气等因素干扰，图像分辨率高；不足之处是对位置较高的病变可能出现漏诊的情况，部分剖宫产术后子宫颈狭长患者，检查效果欠佳。临床常联合经阴道和经腹部超声检查以取长补短。

3.经直肠超声检查：作为一种补充的检查方式，适用于无性生活、阴道狭窄或闭锁的患者。患者可采用左侧膝胸卧位，将腔内探头套隔离套后置于直肠内进行检查，寻找子宫及卵巢显示的清晰切面，注意动作轻柔。

4.经会阴超声检查：是盆底超声的常用检查方式，可用于幼女、不能憋尿或子宫脱垂的老年人。可选用高频线阵探头、腔内探头及凸阵探头，探头涂少量耦合剂并套上保护套后置于会阴部，进行上下、左右扫查。

参考文献

[1] 中国医师协会超声医师分会.中国妇科超声检查指南[M].北京：人民卫生出版社，2017.

[2] 苏国玲，王亚萍，孙世强.超声联合CT检查对宫外孕的诊断价值应用研究[J].中国CT和MRI杂志，2018，16（10）：118-121.

[3] 黄清梅，陈巧玲，周丽冰，等.经腹和经阴道超声在鉴别诊断异位妊娠与卵巢黄体破裂中的临床价

值[J]. 中国妇幼保健，2017，32（12）：2798-2800.

[4]　HAHN S A，LAVONAS E J，MACE S E，et al. Clinical policy：critical issues in the initial evaluation and management of patients presenting to the emergency department in early pregnancy[J]. Ann Emerg Med，2012，60（3）：381-390.

[5]　刘泉华，刘咸珍. 卵巢黄体囊肿破裂出血的超声、CT表现及其诊断价值分析[J]. 中国CT和MRI杂志，2016，14（11）：92-94.

[6]　张文俊，张良金，王小艳，等. 多层螺旋CT检查在宫外孕和卵巢黄体破裂出血中的应用价值[J]. 影像研究与医学应用，2020，4（7）：16-18.

[7]　阎红梅，胡亮，李黎，等. 彩色多普勒超声诊断卵巢囊肿蒂扭转的应用价值分析[J]. 现代医用影像学，2019，28（12）：2682-2683.

[8]　MORO F，BOLOMINI G，SIBAL M，et al. Imaging in gynecological disease（20）：clinical and ultrasound characteristics of adnexal torsion[J]. Ultrasound Obstet Gynecol，2020，56（6）：934-943.

[9]　CHOI K H，BAEK H J. Incarcerated ovarian herniation of the canal of Nuck in a female infant：ultrasonographic findings and review of literature[J]. Ann Med Surg（Lond），2016，9：38-40.

[10]　LEE J，SCAMPOLI N. Incarcerated ovarian inguinal hernia in a 10-month-old girl[J]. CMAJ，2015，187（8）：596-598.

[11]　张展. 高频超声诊断女婴腹股沟子宫卵巢嵌顿疝1例[J]. 中国临床医学影像杂志，2015，26（2）：148.

[12]　卢单君，林芙蓉，张艳婷. 经腹部超声与经阴道超声联合检查在妇科急腹症诊断中的应用[J]. 中国妇幼保健，2020，35（4）：764-766.

[13]　CHARVÉRIAT A，FRITEL X. Diagnosis of pelvic inflammatory disease：clinical，paraclinical，imaging and laparoscopy criteria. CNGOF and SPILF pelvic inflammatory diseases guidelines[J]. Gynecol Obstet Fertil Senol，2019，47（5）：404-408.

[14]　SEDRATI A，DRIZI A，VAN HERENDAEL B，et al. Hysteroscopic diagnosis of omentum incarceration subsequent to an iatrogenic uterine perforation[J]. J Minim Invasive Gynecol，2019，26（1）：29-30.

[15]　DE CICCO A，MASCILINI F，LUDOVISI M，et al. Uterine perforation and small bowel incarceration 11 months after dilatation and curettage：sonographic and surgical findings[J]. Ultrasound Obstet Gynecol，2017，49（2）：278.

[16]　刘伟. 彩色多普勒与三维超声联合诊断胎儿宫内窘迫的效果分析[J]. 中国现代药物应用，2020，14（21）：75-77.

[17]　KARAASLAN O，ISLAMOVA G，SOYLEMEZ F，et al. Ultrasound in labor admission to predict need for emergency cesarean section：a prospective，blinded cohort study[J]. J Matern Fetal Neonatal Med，2019，11（13）：1-8.

[18]　ATABAY I，KOSE S，CAGLIYAN E，et al. A prospective cohort study on the prediction of fetal distress and neonatal status with arterial and venous Doppler measurements in appropriately grown term fetuses[J]. Arch Gynecol Obstet，2017，296（4）：721-730.

[19]　AL-ZIRQI I，STRAY-PEDERSEN B，FORSÉN L，et al. Uterine rupture：trends over 40 years[J]. BJOG，2016，123（5）：780-787.

[20]　马雪松，吴青青，王莉，等. 超声在诊断孕中期完全性子宫破裂中的价值[J]. 中华医学超声杂志

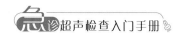

（电子版），2020，17（6）：509-513.

[21] KIM H S, OH S Y, CHOI S J, et al. Uterine rupture inpregnancies following myomectomy: a multicenter case series[J]. Obstet Gynecol Sci, 2016, 59（6）：454-462.

[22] 汪华，张文君，宋鑫，等. 妊娠期完全性子宫破裂超声表现[J]. 中国医学影像技术，2020，36（3）：439-443.

[23] 林春容，陈锰，刘兴会. 完全性子宫破裂的临床特点分析[J]. 中华妇幼临床医学杂志（电子版），2019，15（6）：639-645.

[24] QIU Y, WU L, XIAO Y, et al. Clinical analysis and classification of placental abruption[J]. J Matern Fetal Neonatal Med, 2019, 10（13）：1-5.

[25] FADL S A, LINNAU K F, DIGHE M K. Placental abruption and hemorrhage-review of imaging appearance[J]. Emerg Radiol, 2019, 26（1）：87-97.

[26] 韩彬，岳文雅. 胎盘早剥的超声诊断及声像图分析[J]. 中国超声医学杂志，2005，21（2）：151-153.

[27] 王芳. 产前检查在妊娠晚期胎盘早剥患者临床诊断中的效果[J]. 中国妇幼保健，2019，34（9）：1992-1994.

[28] BARZILAY E, BRANDT B, GILBOA Y, et al. Comparative analysis of ultrasound and MRI in the diagnosis of placenta accreta spectrum[J]. J Matern Fetal Neonatal Med, 2022, 35（21）：4056-4059.

[29] JAUNIAUX E, ZOSMER N, SUBRAMANIAN D, et al. Utrasound-histopathologic features of the utero-placental interface in placenta accreta spectrum[J]. Placenta, 2020, 97：58-64.

[30] 张志荣，黄苑铭，赵贤哲，等. 超声在妊娠早期诊断剖宫产后胎盘植入的研究价值[J]. 中国超声医学杂志，2019，35（7）：630-633.

[31] 黄泽嫦，黄苑铭，黄冬平，等. 超声在妊娠早期筛查剖宫产后胎盘植入中的应用[J]. 中国医学影像学杂志，2020，28（4）：309-312.

[32] PAVALAGANTHARAJAH S, VILLANI L A, SOUZA R D, et al. Prevalence of obstetric risk factors in pregnancies with vasa previa: a systematic review and meta-analysis[J]. Am J Obstet Gynecol, 2019, 220（1）：S483.

[33] SINKEY R G, ODIBO A O. Vasa previa screening strategies: decision and cost-sffectiveness analysis[J]. Utrasound Obstet Gynecol, 2018, 52（4）：522-529.

[34] PILLONI E, ALEMANNO M G, GAGLIOTI P, et al. Accuracy of ultrasound in antenatal diagnosis of placental attachment disorders[J]. Ultrasound Obstet Gynecol, 2016, 47（3）：302-307.

[35] 孙建霞，张汀，闫玲，等. 产前超声诊断血管前置及其临床价值探讨[J]. 中国超声医学杂志，2020，36（8）：761-763.

[36] 梁娜，吴青青，岳嵩，等. 经腹部超声联合经阴道超声诊断血管前置的临床价值[J]. 中华医学超声杂志（电子版），2020，17（6）：514-517.

第五章

肌骨急诊超声

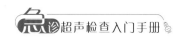

第一节　皮肤及皮下组织的损伤

创伤性皮肤及皮下组织损伤多由机械性外在因素引起，特征性超声表现包括皮肤层增厚、皮下脂肪回声增强、原本正常的线性间隔回声模糊，或表现为低至无回声间质液在脂肪小叶回声之间交错分布，呈"鹅卵石"样改变。如果皮下组织的损伤合并感染，则表现为边界清晰或不清晰的低回声到不均匀回声或混合回声的无回声区，其内常见细小光点回声，探头加压时可见光点翻转，可出现后方回声的增强，CDFI显示周围血流信号往往增多。超声在浅表组织损伤中的应用还包括引导穿刺抽吸或引流，通过超声可视化引导，能减少盲穿操作的尝试次数、减少患者的疼痛、最大限度地增加局部积液中液体的排出量，并能实时动态观察介入治疗的效果，同时具有创伤小、恢复快的优点。超声表现示例见图5-1-1、图5-1-2。

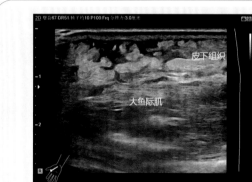 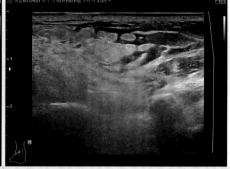

右手大鱼际肌浅方皮下软组织明显增厚、结构疏松，呈"鹅卵石"样改变。	左侧外踝周围皮下软组织水肿、增厚，呈"鹅卵石"样改变。
图5-1-1　右手掌外伤	图5-1-2　左踝关节外伤

一、闭合性脱套伤

闭合性脱套伤（又称Morel-Lavallée损伤）是与严重创伤相关的特殊类型的皮肤及皮下软组织病变，主要由于高能量创伤形成的剪切力导致血管丰富的皮肤及皮下组织与其深方筋膜突然分离，引起血清、淋巴液、坏死脂肪等聚集。

【临床特点】

闭合性脱套伤好发于骨性突起处，最常发生在骨盆或大腿近端外侧，也可以发生在膝盖周围、上肢、腹壁、腰背部等部位。闭合性脱套伤往往并发于严重的创伤，早期隐蔽性强，急诊处理严重脏器损伤或骨折时容易忽视这种损伤的存在，未及时处理有可能并发骨筋膜室综合征、严重的皮肤软组织感染、坏死等。受伤部位出现瘀斑、软组织肿胀、波动、局部皮肤移动性增加的体征时，须考虑存在闭合性脱套伤。

【扫查方法】

采用高频探头，将探头轻放于损伤部位，尽量减少位移和体位变化，避免加重病情。主要观察病变处皮下与深筋膜之间有无积液，以及积液内部的回声。

【超声表现】

该病的声像特征可随时间推移发生改变：在急性创伤初期表现为损伤部位深部皮下脂肪和其深方筋膜之间的液体分层，液体可呈无回声，也可呈不均匀的低回声伴有团块状脂肪回声，伴有或不伴有外周充血；随着时间的推移，积液的回声可以转至低—无回声，最终导致积液周围纤维包裹囊形成。在超声的引导下可以进行经皮穿刺抽吸液体和随后的硬化剂注射，部分病例则需要切除纤维包裹囊以防液体再次积聚。超声表现示例见图5-1-3。

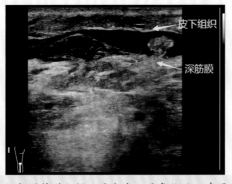

58岁男性，左膝后区皮下组织与深筋膜之间可见分离，呈条状无回声区，较宽约26mm，内可见中等回声团块及絮状物回声。

图5-1-3　左侧小腿闭合性脱套伤

二、积脂血症

积脂血症（lipohemarthrosis）是由于创伤引起关节囊内骨折导致血液及骨髓脂肪渗入关节腔所致。关节内积脂血症一般是关节内骨折可靠征象，但偶尔在一些严重的软骨和韧带损伤时也可伴有关节内脂肪性的出血。

【临床特点】

该病可发生在全身各关节，但以膝关节最为多见，其中最有可能是胫骨平台的骨折导致。一些隐匿性骨折在X线片上可能看不到骨折线，但积脂血症可作为骨折的可靠间接征象，从而指导临床治疗。

【扫查方法】

采用高频探头，患者取仰卧位、膝关节伸直位或下肢轻度外旋。当病变的液体量和脂肪量较少时，可适当让患者采用仰卧屈膝45°位以提高病变显示率。积脂血症的检查位置非常重要，髌上囊是与膝关节囊相交通的最大的滑囊，体位最高、可塑空间大，而且脂肪密度最低，能够漂浮在积液的上方，因此髌上囊是显示液体分层的最佳检查部位。髌骨及以下水平受髌骨及韧带的限制，可塑空间小、液体集聚量少，液体分层的显示率相应下降。

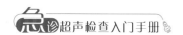

【超声表现】

关节囊内的液体呈2～3层，由于脂肪比血液轻，高回声的脂肪位于上层，显示脂肪层是确诊关节积脂血症的依据；低回声的血液位于下层，呈云雾状回声。随着时间的延长，血清从血液中析出，呈无回声，位于脂肪与沉积的血细胞之间，形成双液-液平面。血清还可混入上层的脂肪内，被脂肪围成血清球，呈无回声圆形结构。超声表现示例见图5-1-4。

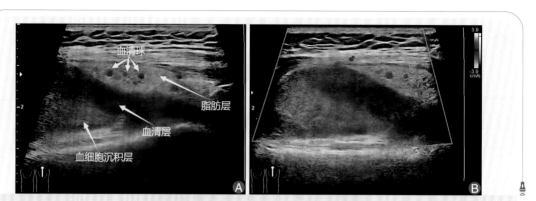

A.58岁女性，左侧胫骨骨折，左侧髌上囊可见无回声区，一探头切面范围约48 mm×17 mm（上下径×前后径），前方为密集的高回声，中间为无回声，深方为云雾状低回声，呈双液-液平面；前方为密集的高回声，内可见数个细小圆形无回声的血清球；B.CDFI显示左侧髌上囊无回声区内部未见明显血流信号。

图5-1-4　髌上囊积脂血症

第二节　浅表软组织及肌层异物

浅表软组织及肌层的异物残留在急诊常见，超声可用于检测浅表组织的异物，如木材、金属或玻璃质地的异物及鱼刺，也可以用于识别异物的延迟并发症，如感染。感染可导致脓肿的形成，在超声上表现为无回声聚集。超声检查能识别和定位不透射线的异物，更重要的是在识别和定位透射线的异物（包括X线漏诊的异物）方面具有高度的敏感性和特异性。超声除了能诊断异物残留外，还能对异物清除进行实时可视化引导，超声引导下异物取出术是一种微创、高效、靶向的异物取出技术，可以实时精准地进行异物周围组织局部麻醉、依据超声下异物的尺寸确定手术切口的大小、引导细夹钳将异物取出，还可以通过超声复查确保无残余物遗留。

【临床特点】

异物残留的风险通常取决于受伤史，因此询问病史非常重要。应注意超声对异物的诊断并非百分之百，可能会遗漏一些木材、玻璃和砂砾等异物，因此怀疑异物残留时，还应结合X线的结果。

【扫查方法】

对于浅表组织的异物采用高频探头，深部组织的异物可选用低频探头。应注意肌肉深部的较小异物，如残留于大腿肌层的鸟枪子弹类异物，由于贯通伤以及子弹在组织内走行方向发生偏移，异物往往并不位于体表伤口的正下方，需要扩大范围扫查。金属质地的异物可适当选用超声仪器配置的"探针增强模式"，使其显示更加明显。发现异物，应测量其大致长度和与皮肤的距离，以及周围伴有炎症反应的低回声区范围。

【超声表现】

与软组织相比，所有异物都是高回声的，但不同材质的异物其超声声像特征也有所不同，其中铁屑类异物呈点状、半圆状或段条状的强回声；木刺异物存在短条状中等回声或高回声，无声影表现；金属类异物呈明亮的高回声，带有彗星尾或混响伪影；玻璃碎屑呈明亮立方体状，伴有分散的彗星尾伪影；沙子和鹅卵石会产生一种与胆结石相似的强烈声影。异物周围的软组织伴有炎性反应时呈现为低回声，伴有血流信号的增多。超声表现示例见图5-2-1～图5-2-4。

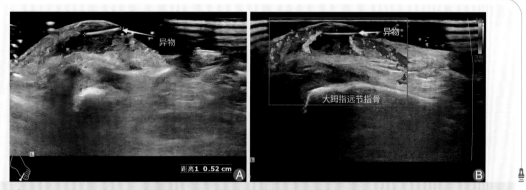

A.4 岁男性，左足大踇趾被竹签刺伤。左足大踇趾胫侧伤口处皮下可见一范围约 8.2 mm×3.5 mm×10 mm 的低回声区，边界欠清，形态尚规则，内回声欠均匀，可见一长约 5.2 mm 的条状强回声；B.CDFI 显示左足大踇趾胫侧低回声区内部及周边可见较为丰富的血流信号。

图5-2-1　左足大踇趾异物（竹签）

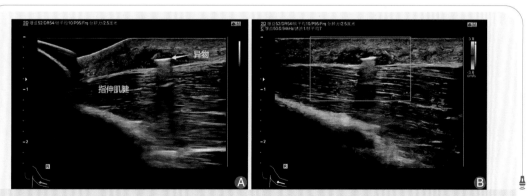

A.33 岁男性，右手肘部被玻璃碎片损伤。右侧前臂指伸肌浅方皮下层内可见一低回声区，范围约 11.7 mm×3.9 mm，形态尚规则，边界欠清，与后方肌层无明显关联，其内见一长约 3.1 mm 强回声条后伴"彗星尾"征，距离体表约 3.4 mm；B.CDFI 显示右侧前臂指伸肌浅方皮下层内低回声区内见点状血流信号。

图5-2-2　右手肘部皮下组织异物（玻璃碎片）

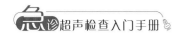

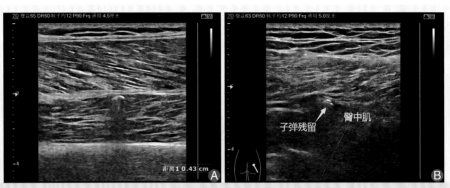

A.46岁男性，腿部及臀部被鸟枪中伤。超声显示左侧股中间肌内探及细小弧形强回声带后方伴少许混响伪象，长度约4.2 mm，距离体表约33 mm（选用探针增强模式）；B.右侧臀中肌内探及细小弧形强回声带，后方伴少许混响伪象，长度约3.7 mm，距离体表约36 mm。

图5-2-3　大腿肌层子弹残留

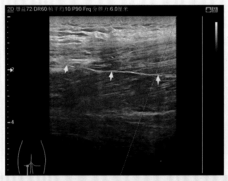

61岁男性，针灸时银针断裂。超声显示左大腿上部靠近臀部处偏内侧(半腱肌内)可见金属条状强回声，长约40 mm，斜向走行，其上端距体表约24 mm，下端距体表约30 mm，两端体表均作标记。

图5-2-4　大腿肌层银针断端残留

第三节　肌肉、肌腱及韧带损伤

　　肌肉撕裂或肌腱、韧带的撕脱伤大部分是由于牵拉导致肌肉突然强有力收缩形成的内部应力变化造成，好发于跨两个关节的肌肉，如股直肌、腘绳肌及腓肠肌内侧头等，撕裂的部位多为肌肉-肌腱连接处或肌纤维-腱膜连接部。

　　【临床特点】

　　患者多有突然用力、急性运动或者明显外力撞击等损伤史存在，部分患者体表见局部肌肉断端呈团块状突起，如股直肌断裂患者半屈曲膝关节时，大腿部位可见挛缩肌肉断端呈团块样突起；肱二头肌长头肌腱断裂时，局部肌肉断端隆起呈"大力水手"征。

【扫查方法】

采用高频探头，指导患者采取合适体位接受检查，探头沿肌腱肌肉的走行多切面扫查，扫查重点放在患者疼痛区域。主要观察肌肉的连续性、回声改变以及是否有血肿产生，并对其撕裂范围、程度、位置进行判断、测量。检查的过程中要在患者静态、被动运动与主动运动下进行，并与健侧对比。

【超声表现】

①肌肉挫伤患者的肌肉有明显增厚，肌纤维回声模糊，呈"毛玻璃"样改变，伴散在分布的不规则无回声区；②肌肉断裂主要表现为肌肉组织局部连续性中断、肌纹理不清晰、周边肌肉组织发生肿胀，肌肉内可发现"类梭"样或者不规则肿块回声；③完全肌肉断裂可以观察到肌束连续性中断，肌肉内可见"类梭"样或者不规则肿块回声，断端间有低回声或无回声存在，可因肌肉断端回缩而局部形成瘤样结节回声。超声表现示例见图5-3-1～图5-3-5。

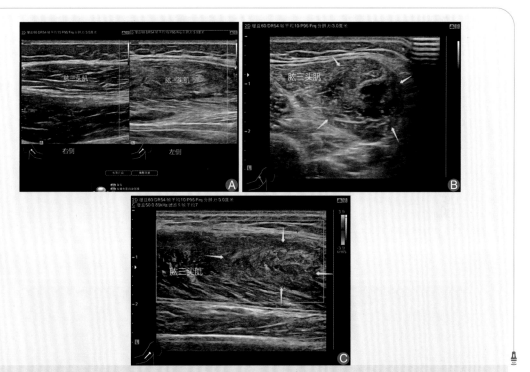

A. 外伤后左上臂疼痛患者，左上臂后外侧肌层（肱三头肌）内可见一范围约 56 mm×10 mm×15 mm（上下径 × 前后径 × 左右径）回声紊乱区，边界欠清，略呈梭形，内肌纹理紊乱，回声分布欠均匀，图右侧为左侧肱三头肌局部肌层厚约 13 mm，图左侧为同切面右侧肱三头肌局部肌层厚约 9.7 mm；B. 横切面显示左上臂肱三头肌内回声紊乱区（箭头）；C.CDFI 显示上述回声紊乱区（箭头）内部及周边可探及稍丰富的血流信号。

图5-3-1　肱三头肌挫伤

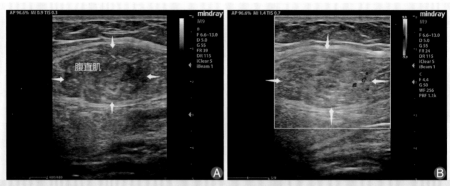

A.45 岁女性，健身锻炼后左上腹扪及肿块并疼痛，高频探头于左上腹腹直肌内可见一稍低回声区，范围约 39 mm×20 mm（箭头），边界欠清，形态略呈类圆形，内回声不均匀；B.CDFI 显示上述稍低回声区内可见少量点状血流信号。

图5-3-2　腹直肌断裂

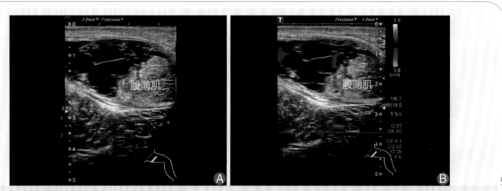

A.25 岁男性，外伤后左大腿内侧扪及包块，高频探头扫查见股薄肌肌间一大小约 30 mm×10 mm×12.8 mm 混合回声区，边界欠清，形态欠规则，浅层距皮约 1.8 mm；B.CDFI 显示上述混合回声区周边见少量星点状血流信号。

图5-3-3　左侧股薄肌撕裂

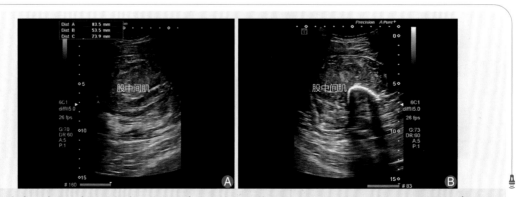

外伤患者，采用腹部探头探查，左侧股中间肌内可见范围约 92 mm×84 mm×54 mm 稍低回声团，内回声分布不均匀，内未见明显肌纹理结构，周边肌纹理回声增强，结构欠清晰。A. 纵切面；B. 横切面。

图5-3-4　左侧股中间肌挫裂伤合并血肿形成

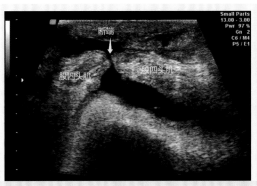

外伤患者，膝关节上方股四头肌可见回声中断，周边可见无回声区包绕。

图5-3-5　股四头肌断裂

一、肩袖撕裂

肩袖是包绕在肱骨头周围的一组肌腱复合体，由肩胛下肌腱、冈上肌腱、冈下肌腱、小圆肌腱组成。正常肩袖肌腱与三角肌相比为高回声，厚度为4～9 mm，平均6 mm，妇女与老年人的肩袖一般比年轻人或活动量大的人薄。肩袖撕裂是引起肩部疼痛和运动功能障碍的常见原因，好发部位多见于冈上肌腱实质部距肌腱止点1 cm处，与该处附着区较小、受力相对集中、血供少等原因相关。肩袖肌群易受损部位其次是肩胛下肌和冈下肌，而小圆肌很少受累。超声可通过测量断端间的距离判断撕裂的范围，准确判断撕裂范围与临床手术方案的确立以及术后肩袖修复的完整性密切相关。

【临床特点】
肩部疼痛和运动功能障碍。疼痛位于肩峰周围，当肩外展、上举时加重，可伴有夜间疼痛。

【扫查方法】
采用高频探头，患者取坐位，前臂适当屈曲，上臂内旋时显示肱二头肌长头腱；同一体位，结合上臂内旋外旋交替动作时显示肩胛下肌腱；将手掌置于后腰背部，保持上臂内旋外展时显示冈上肌腱；将手掌置于对侧肩部，配合上臂内收内旋时显示冈下肌腱和小圆肌腱。主要观察肌腱纹理是否连续、有无局部变薄或回声改变，以及肩峰下滑囊的积液情况和肱骨头表面形态。超声对肩袖撕裂的诊断包括撕裂的程度（部分或完全）、宽度和位置。

【超声表现】
1.部分性撕裂：肌腱内局限纤维连续性中断，呈边界清楚的无回声或低回声，横切面和纵切面均可显示；肌腱内局部断裂产生新的声学界面可呈现为局部回声增高。根据撕裂的部位可以分为三种：滑囊侧、肌腱内部、关节侧；根据撕裂的深度可以分为三度：Ⅰ度<3 mm、Ⅱ度3～6 mm、Ⅲ度>6 mm或超过肌腱厚度的50%。

2.完全性撕裂：直接征象包括正常解剖位置肌腱回声消失或肌腱表现为不连续的低回声；间接征象包括两条分别代表软骨和骨皮质的高回声线的"双皮质"征、肌肉萎缩、肱骨大结节处骨皮质不规则及肩关节腔内的液体样无回声。可伴有肩峰下-三角肌下滑囊大量积液。

3.局部肩袖消失：最常见于肌腱-骨连接处，局限于冈上肌腱或肩胛下肌腱的部分撕裂。肌腱自骨表面收缩，骨表面产生裸区，即"裸结节"征。

4.肩袖消失：大面积完全撕裂者表现为肩峰与肱骨头直接相连，三角肌直接覆盖在肱骨头上。大面积撕裂者，由于三角肌的推挤，肱骨头通过缺损处上升；冈上肌腱在肩峰下收缩。一些病例在肩峰下可见增厚的滑囊和脂肪层，部分厚度可达5 mm，易误认为正常肩袖。

5.可伴有肌腱附着处骨骼的改变，如皮质的缺损、骨碎片的形成等；肱二头肌长头肌腱腱鞘内可伴有少量积液。

超声表现示例见图5-3-6～图5-3-9。

【鉴别诊断】

1.腱体内出现低回声首先要排除各向异性伪像，例如冈上肌腱后缘与冈下肌腱交界处肌腱纤维走行欠规则，容易造成超声各向异性伪像，需要改变探头方向进行鉴别。

2.部分性撕裂与肌腱病鉴别：后者是肩袖肌腱内因炎症、纤维化、肉芽组织增生等病变导致，可出现类似低回声表现，需要在实际操作中注意声束与肌腱的垂直关系，并多方位扫查以与撕裂的无回声鉴别。

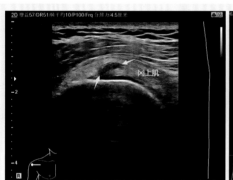

右侧冈上肌腱近肌腱止点处可见连续性中断（箭头），范围约7.9 mm×2.7 mm。

图5-3-6 冈上肌腱部分撕裂

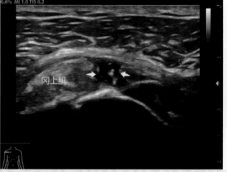

右侧肩胛冈上肌腱可见完全撕裂（箭头），宽约15 mm，断端回缩。

图5-3-7 冈上肌腱完全撕裂（1）

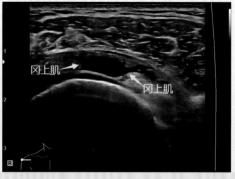

右侧冈上肌腱局部肌腱纤维连续中断（箭头），断端间可见无回声区，并可见软骨和骨皮质的高回声线的"双皮质"征。

图5-3-8 冈上肌腱完全撕裂（2）

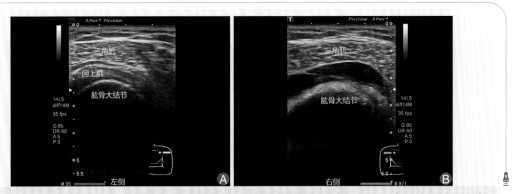

右侧冈上肌腱于肱骨大结节前方未探及，三角肌与肱骨大结节相邻，其间见无回声区。A.对侧正常肩袖；B.冈上肌完全撕裂。

图5-3-9　冈上肌腱完全撕裂（肩袖消失）

二、肱二头肌长头肌腱断裂

肱二头肌长头肌腱断裂通常发生在遭受外力或肌腱退变的基础上，急性外伤性断裂常发生于肌腱与肌腹连接部；中年以上患者肌腱存在退行性变的基础，当受到轻微外伤或肱二头肌用力收缩时，肌腱即可发生病理性断裂。

【临床特点】

急性外伤性断裂多由于年轻患者在抗阻力下突然强力收缩肱二头肌时发生，此时可听到肌腱断裂声，并感到肩部剧烈疼痛并向上臂前部放射。慢性退行性变引发的撕裂，常无明显外伤史或仅有轻微外伤，患者疼痛感较轻。肱二头肌长头肌腱完全断裂时，由于肌肉收缩下移，在上臂中下1/3处出现一软组织包块，当用力抗阻力屈肘时，包块显得更为明显。

【扫查方法】

采用高频探头，患者取坐位，肘关节弯曲90°，手掌面向上，适当内旋，探头置于结节间沟处，观察结节间沟内有无肌腱回声、肌腱有无肿胀、周围有无积液；上述切面探头旋转90°获得肱二头肌长头肌腱长轴切面，向下连续扫查，观察肌腱回声是否连续、肌腱肌腹连接处有无中断、有无断端回缩及局部肌腹隆起。结合主动与被动运动，观察肌肉的舒缩功能，并与健侧对照。

【超声表现】

1.部分断裂：横切面扫查显示肱骨结节间沟内肌腱欠清晰、变薄，回声较健侧增高，断裂的部分肌腱回声紊乱，周围可见少许无回声。肌腱与肌腹交界处部分断裂时肌腱断端间出现无回声区及絮状低回声区，断端周围可见低及稍强回声的血肿。

2.完全断裂：横切面扫查显示肱骨结节间沟内肌腱缺失，呈无回声（慢性期结节间沟内可见低回声的瘢痕组织）；喙肱韧带可呈凹陷状。纵断面显示断裂处的肌腱中断，断端回声紊乱；因肱二头肌肌腹挛缩增厚，上臂中下1/3处可见不均质中低或稍强混合回声团，边界欠清，内部回声紊乱。

超声表现示例见图5-3-10。

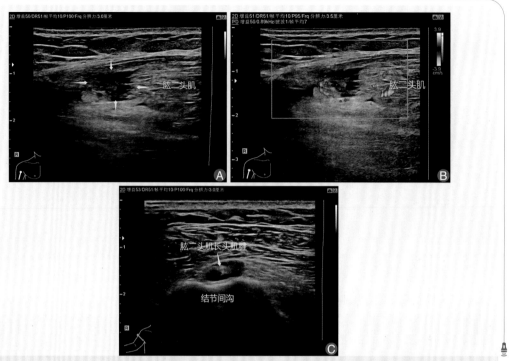

A.右侧肱二头肌肌肉与肌腱连接处可见肌纤维连续性中断，呈不规则无回声区，纵切面扫查时范围约 8.9 mm×6.3 mm，横切面扫查时范围约 4.0 mm×7.5 mm，内透声欠佳，可见条状、絮状低回声物；断端可见肌肉孪缩、增厚呈团状改变；B.CDFI 显示右侧肱二头肌与肌腱连接处连续性中断处可见点状血流信号；C.大小结节间沟处肱二头肌长头肌腱周围见无回声区，宽约 3.3 mm。

图5-3-10　右侧肱二头肌长头肌腱完全断裂

【鉴别诊断】

1.肱二头肌慢性损伤断裂的患者常因"上臂包块"就诊，部分误诊为上臂的占位性病变，须仔细扫查并结合病史询问进行鉴别。

2.少数情况下，长头肌腱断裂后肌腱的回缩并不明显，或断裂可发生在肌肉-肌腱移行处，此时肱骨结节间沟内仍可见长头肌腱，容易导致漏诊，需要扩大检查范围。

3.慢性期结节间沟内因低回声瘢痕组织充填，勿误认为正常长头肌腱，鉴别要点在于正常肌腱呈平行的纤维束状，而瘢痕组织无此结构。

三、锤状指

锤状指（mallet finger）是一种远端指间关节损伤性屈曲畸形，其发生率约占全身韧带损伤的9.3%，通常为手指末端受到直接的外力冲击而导致指伸肌腱止点处损伤。可分为骨性锤状指（指伸肌腱止点处撕脱骨折）和腱性锤状指（指伸肌腱止点处损伤或撕裂）。与X线检查相比，高频超声检查能更清楚地显示损伤的伸肌腱，甚至骨碎片。

【临床特点】

常见的受伤机制与体育活动有关，患指远端指间关节不能主动背伸，而屈曲活动正常。

受伤严重者出现急性痛苦状和远端手指肿胀。未进行治疗者可形成天鹅颈样畸形，即近侧指间关节过度伸展和远侧指间关节弯曲的状态。

【扫查方法】

厚涂耦合剂或使用导声垫，将高频探头轻放于受伤的末端指间关节处，调节扫查深度使指伸肌腱止点处清晰显示。

【超声表现】

根据损伤部位可分为以下三种类型。

A型：远节指骨基底部有撕脱骨折，但指伸肌腱无断裂。指伸肌腱表现为挛缩增粗，其远心端可见强回声撕脱骨片。主动或被动活动远侧指间关节时，指伸肌腱未见明显滑动（图5-3-11）。

B型：指伸肌腱完全断裂，但不伴有远节指骨的撕脱骨折。指伸肌腱于止点处出现连续性中断、断端近段挛缩增粗，主动或被动活动远侧指间关节时，指伸肌腱未见明显滑动（图5-3-12）。

C型：指伸肌腱挫伤。指伸肌腱表现为止点处增粗、回声减低，但连续性完整，主动或被动活动远侧指间关节时，指伸肌腱可见滑动（图5-3-13）。

四、网球腿

网球腿是指各种原因引起的小腿腓肠肌、比目鱼肌及跖肌损伤的统称，可发生于各种运动及日常活动中，并非一定由打网球引起。最常见为腓肠肌内侧头损伤，其次为腓肠肌外侧头损伤及腓肠肌内、外侧头联合损伤。可合并比目鱼肌、跖肌损伤和跟腱断裂，超声检查时应注意全面扫查，涵盖以上部位。

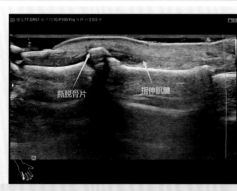

右手小指指伸肌腱近末端指间关节处增厚、回声减低，局部连续性欠佳，并可见一大小约 4.0 mm × 1.9 mm 的片状强回声。

图5-3-11 右手小指锤状指（A型）

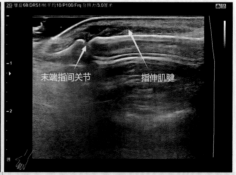

左手中指指伸肌腱止点处连续性中断，可见一低至无回声区，边界欠清，内回声欠均匀，范围约 7.2 mm × 2.7 mm × 11.8 mm（左右径 × 前后径 × 上下径）。

图5-3-12 左手中指锤状指（B型）

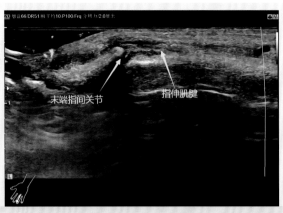

左手环指指伸肌腱止点处增厚，回声减低，局部欠连续。

图5-3-13　左手环指锤状指（C型）

【临床特点】

运动后小腿疼痛，活动受限，常与突然进行强有力的足部跖屈同时伸膝有关。部分患者小腿外观可见肿胀、皮下瘀斑、凹陷等。

【扫查方法】

患者取俯卧位，充分暴露小腿，将高频探头放置于小腿中部扫查。主要观察肌纤维的连续性、回声的改变，以及有无血肿产生。横切面观察撕裂累及的宽度，纵切面观察肌肉断裂后回缩的程度及血肿扩展的范围。

【超声表现】

损伤程度分为三级：Ⅰ级小撕裂，腓肠肌内侧头远端部分肌纤维从腱膜撕脱，超声显示肌肉末端变钝，但纤维脂肪隔形态正常，撕脱处可见出血浸润，但无明显血肿形成（图5-3-14）；Ⅱ级部分撕裂，腓肠肌内侧头远端肌纤维从腱膜撕脱、回缩，纤维脂肪隔出现断裂，肌肉内出血浸润，并可见血肿，同时腓肠肌内侧头腱膜增厚，但未断裂，比目鱼肌的末端腱膜及两者间的腱膜间隙正常（图5-3-15）；Ⅲ级完全撕裂，腓肠肌内侧头远端肌纤维从腱膜完全撕脱回缩，纤维脂肪隔断裂分离，可见出血浸润区，腱膜间隙内可见血肿回声，腓肠肌内侧头和比目鱼肌肌腹可见分离（图5-3-16）。

【鉴别诊断】

主要与下肢肌间静脉血栓相鉴别，两者在病史和临床症状上有相似之处，主要鉴别点：①通过CDFI判断管腔是否存在血流信号；②通过探头加压扫查有无变形来排除静脉血栓。

【注意事项】

较小的撕裂常发生于腓肠肌内侧头的前内侧边缘处，应仔细扫查以免遗漏；须同时检查患肢的跟腱和跖肌腱是否撕裂及有无其他并发症，必要时与健侧对比。

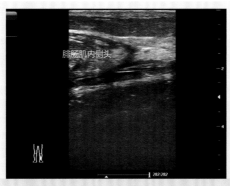

右侧腓肠肌内侧头肌肉腱膜移行处变钝，纤维纹理稍紊乱，周边见低至无回声浸润。

图5-3-14　网球腿（Ⅰ级）

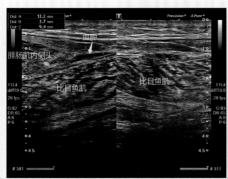

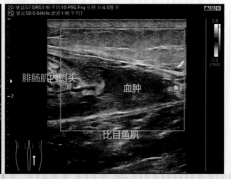

右侧腓肠肌内侧头远端肌纤维从腱膜撕脱、回缩，并可见范围约 12.7 mm×2.7 mm×9.4 mm 无回声区（血肿），腓肠肌内侧头与比目鱼肌末端的腱膜间隙正常。

图5-3-15　网球腿（Ⅱ级）

右侧腓肠肌内侧头远端肌纤维从腱膜完全撕脱、回缩，腱膜间隙内可见血肿无回声，纤维纹理紊乱，腓肠肌内侧头和比目鱼肌肌腹可见分离。CDFI：周边见点状血流信号。

图5-3-16　网球腿（Ⅲ级）

五、跟腱断裂

跟腱的起端由小腿三头肌的纤维筋膜所形成，止点附着于跟骨结节。正常跟腱纵切面扫查时呈均匀一致稍强回声的细纤维状结构，横切面扫查时呈圆形、椭圆形或半月形均匀强回声，有清楚边界。跟腱断裂为临床常见的运动创伤，一般是切割伤、间接拉伤或者是直接暴力导致，常见于体育爱好者、军人、运动员人群。

【临床特点】

跟腱断裂最常见的部位是跟骨附着处以上的2～6 cm，此处血供较少，易发生撕裂。急性跟腱断裂多有剧烈运动或闭合性损伤史，患者出现足踝后方局部疼痛、肿胀，走路时跖屈无力，断裂处可触及凹陷。

【扫查方法】

患者取俯卧位，双侧足置于检查床尾，足尖下垂，小腿及足部充分显露。将高频探头放置于跟腱部扫查。主要观察跟腱的连续性、回声改变以及是否有血肿产生，并与健侧对比。

【超声表现】

1.跟腱不完全性断裂：静态观察时跟腱局部增厚，内呈低回声或混合性回声，不均匀。超声动态观察足主动背伸运动时，整个跟腱存在一定的滑动，撕裂的远端与近端跟腱运动方向无变化，但肌轴向发生变化，出现错位，跟腱变薄，部分纤维中断；足主动跖屈时，跟腱增厚，内纤维回声不均匀、不连续（图5-3-17）。

2.跟腱完全性断裂：静态观察时跟腱纤维连续性完全中断，撕裂处回声杂乱、高低不均。超声动态观察近端跟腱随肌肉的被动收缩而向近端移动，间隙增宽，远端断腱仅有部分残存腱纤维牵拉或无运动；踝关节被动背伸运动时，断端距离增大，被动跖屈运动时断端距离缩短，对合不佳，断端间有间隙（图5-3-18）。

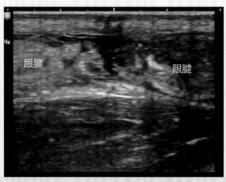

右侧跟腱局部增厚，内见低回声区，边界欠清，分布不均匀。

图5-3-17 跟腱不完全性断裂

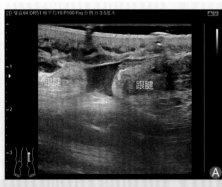
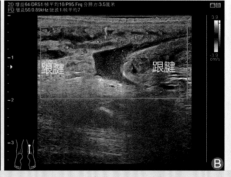

A.右侧跟腱近足跟处可见上下长度约6.5 mm回声连续性中断，断端肌腱增厚、回声紊乱；断端间为无回声夹杂大量细小光点，加压后断端间距离增大。周围软组织增厚，呈"铺路石"样改变；B.CDFI显示右侧跟腱回声中断处周围可见较丰富的血流信号。

图5-3-18 跟腱完全性断裂

六、距腓前韧带损伤

踝关节外侧副韧带损伤在急性运动创伤中较为常见，其中距腓前韧带损伤占大多数。当足部内翻、跖屈位着地时，距腓前韧带所遭受的张力最大，损伤概率也最大。

【临床特点】

患者有外踝部受伤病史，踝关节外侧肿胀、疼痛、行走受限。

【扫查方法】

探头频率选择4～18 MHz，患者取坐位，保持患侧小腿处于直立状态，足踝略向内翻，拉紧距腓前韧带，探头两端分别置于外踝与距骨，略与足底平行做纵向检查，并与健侧对比。检查时注意探头与皮肤之间的垂直性，避免各向异性伪像。扫查内容主要包括韧带厚度、内部回声以及韧带附着处骨质情况等，同时注意周边软组织以及关节腔是否存在血肿和积液。尽可能做内翻应力试验以动态观察韧带的厚度、连续性、运动时韧带的张力和活动度。内翻试验时如韧带变长、变薄、弹性下降提示韧带张力下降；韧带向一端移动、无弹性及关节松弛提示韧带张力消失。

【超声表现】

Ⅰ类损伤（挫伤）：距腓前韧带增厚超过2 mm，回声减低，连续性尚好（图5-3-19）。

Ⅱ类损伤（部分撕裂）：距腓前韧带纹理部分中断或变薄，周边关节腔可有积液（图5-3-20）。

Ⅲ类损伤（完全撕裂）：距腓前韧带纹理连续性完全中断，断端回缩，周围关节腔可伴有积液，距骨止点处可伴有撕脱性骨折（图5-3-21）。

【鉴别诊断】

可采用前抽屉试验判断距腓前韧带是部分断裂还是完全断裂：患者取俯卧位，患足垂于检查床外，检查者用手握住患足前部向前牵拉，同时让踝关节跖屈和内翻，若韧带断裂处间隙增宽、外踝与距骨之间间隙增大，为完全断裂；若韧带长度无明显变化、外踝与距骨之间间隙无明显增大，则为部分断裂。

【注意事项】

轻度部分撕裂与挫伤应在内翻应力位下动态观察韧带张力以鉴别，但部分患者因疼痛剧烈无法耐受足踝内翻应力位动态超声检查，导致鉴别较为困难。

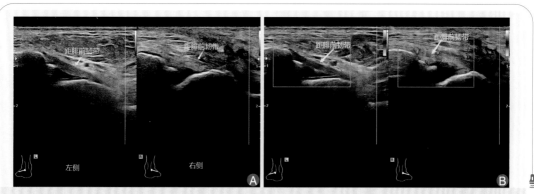

A. 右侧距腓前韧带厚度约2.6 mm（对侧相应部位厚约2.3 mm），连续性尚可，回声稍增强，分布欠均匀；B.CDFI 显示右侧距腓前韧带血流信号较对侧稍增多。

图5-3-19　距腓前韧带Ⅰ类损伤

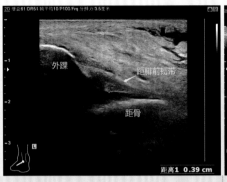 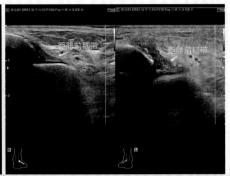

左足距腓前韧带增厚，厚约 3.9 mm（对侧相应部位厚约 2.7 mm），回声稍增强，分布欠均匀，内可见不规则低回声区，其一范围约 1.8 mm×1.4 mm。

左侧距腓前韧带增厚，厚度约 2.5 mm（对侧相应部位厚约 1.7 mm），结构稍紊乱，回声高低不均，其腓骨端和距骨端见片状细小高回声（合并骨质撕脱），其一大小约 1.6 mm×1.2 mm。

图5-3-20　距腓前韧带Ⅱ类损伤　　　　图5-3-21　距腓前韧带Ⅲ类损伤

第四节　横纹肌溶解症

横纹肌溶解症是指因任何原因引起的广泛横纹肌细胞溶解坏死，肌红蛋白等细胞内容物外漏至细胞外液及血液循环中，造成生化紊乱及组织器官损伤的一组临床综合征。多由过度运动、强体力活动、烧伤、挤压伤、电击伤、药物中毒、感染等原因引起，其中药物、毒物是引起该病的重要原因，部分病例是由食用小龙虾或鱼类等导致。

【临床特点】

主要表现为弥漫性剧烈肌痛、肌压痛、肌肿胀及肌无力，部分可出现皮肤压迫性坏死。临床可见酱油色尿，血清肌酸激酶升高，血和尿中的肌红蛋白呈阳性。非外伤性横纹肌溶解症病变分布比较广泛，可累及全身多处肌肉，而外伤性横纹肌溶解症病变较为局限，仅累及单一肌肉或肌群。

【扫查方法】

采用高频探头，将探头置于患者体表直接扫查，二维超声观察病变区域肌纹理回声及连续性，有无液性或混合性包块，关注内容包括位置、形态、大小、边界、内部回声；采用CDFI超声观察包块内部及周边有无血流信号。

【超声表现】

病变区肌层增厚，但肌层的连续性尚好，肌纤维失去正常线状纹理结构，排列紊乱，纹理模糊不清，回声增强且不均匀，呈"云雾"状或"毛玻璃"样改变，于肌间或肌肉与骨表面间出现无回声区，呈类梭形或不规则形；CDFI显示无回声区内无血流信号。超声表现示例见图5-4-1。

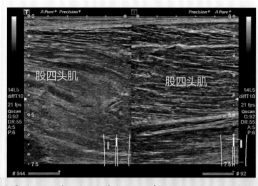

左侧股四头肌较右侧增厚（以股外侧肌为甚），回声增强，肌纹理模糊，呈"云雾"状改变。

图5-4-1　左下肢股四头肌肌群横纹肌溶解症

【鉴别诊断】

1.肌肉撕裂：超声表现为肌束或肌纤维回声中断，断端可见沟状凹陷并有无回声区，而横纹肌溶解症多为肌束连续性完整，无断端。

2.肌肉血肿：超声显示的包块常呈"梭"形、"纺锤"形，其长轴与肌束平行，内部回声在急性期为高回声，随着血块溶解，回声逐渐减低，最后可变为无回声。在临床实际疾病诊断中，特别是高强度运动损伤，往往是多种损伤复合存在，包括肌肉撕裂伤、横纹肌溶解及血肿形成，因此在检查该类患者时应综合分析、全面判断。

3.化脓性肌炎：多见于糖尿病患者，常发生于大腿或腹股沟区，超声可见包块内有或无回声区，穿刺可抽出脓性液体。临床表现多伴有发热、白细胞增高，而血清肌酸激酶正常或轻度升高，不伴肌红蛋白尿。

第五节　骨筋膜室综合征

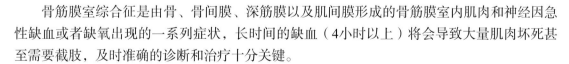

骨筋膜室综合征是由骨、骨间膜、深筋膜以及肌间膜形成的骨筋膜室内肌肉和神经因急性缺血或者缺氧出现的一系列症状，长时间的缺血（4小时以上）将会导致大量肌肉坏死甚至需要截肢，及时准确的诊断和治疗十分关键。

【临床特点】

常见的病因包括软组织严重挫伤的闭合性胫骨骨折、腓骨骨折，使用止血带时间过长，骨折后外固定过紧、压力过大。临床表现可归纳为5P症，即疼痛（pain）、苍白（pallor）、感觉异常（paresthesia）、麻痹（paralysis）和无脉（pulselessness）。其中疼痛为较重要的判断指标，患者常出现非常剧烈的、爆发性的、镇痛药都无法缓解的不能用其他原因解释的疼痛，特别是指（趾）的被动牵拉痛，一旦出现这种表现即为肌肉明显缺血。当5P症都出现时已是病变晚期，损伤已不可逆。该病多见于35岁以下中青年男性患者，与其肌肉组织致密、皮肤紧密、创伤后筋膜室内容物较多、筋膜室内容积较小有关。

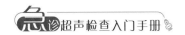

【扫查方法】

采用高频探头，患者取平卧位，将探头置于患肢体表进行连续性横切面、纵切面扫查，观察肌肉的回声、肌纹理以及有无血肿情况；扫查患肢各级血管，CDFI观察其血流的连续情况。

【超声表现】

患处皮下层的厚度增加，皮下层与肌肉之间出现无回声区，肌肉出现肿胀、回声不均匀、肌纹理模糊不清，呈"毛玻璃"样改变，包绕肌肉的筋膜呈弓形凸出并显著移位，肌间可出现无回声区甚至血肿。当肌肉由缺血向坏死进展时，则表现为肌肉结构消失，肌内出现无回声区。周围神经缺血损伤后也表现为肿胀、回声减低或粗细不均。超声表现示例见图5-5-1。

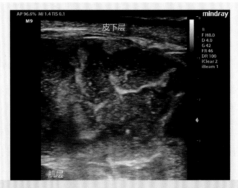

右侧小腿腘窝下方皮下层与肌肉之间可见一范围约154 mm×68 mm×122 mm混合回声包块，形态欠规则，边界欠清，内以无回声为主，混杂光点及低回声、高回声，该处肌层显示不清、皮下软组织层明显水肿增厚。

图5-5-1　骨筋膜室综合征

第六节　肋骨骨折

胸部创伤中以肋骨骨折最为常见，占所有胸部创伤的50%~80%。虽然X线是诊断骨折的首选方法，但对于某些难以通过X线成像的解剖部位，或尽管X线诊断为阴性，但临床高度怀疑骨折的情况下，高频超声仍有可能发挥作用。特别是轻微错位骨折、非移位锁骨骨折、小儿骨折及软骨骨折等，超声诊断比X线具有更高的敏感性和特异性。但超声无法探及第一肋和肩胛骨后的骨折，其次超声诊断容易受皮下软组织肿胀、气肿等因素影响。

【临床特点】

发生肋骨骨折的年龄段以中老年居多，多伴有外伤后局部疼痛史。部分患者可因剧烈咳嗽、拎重物等导致。

【扫查方法】

采用高频探头，将探头放置于患者疼痛感最明显的位置，适当调整扫查深度，清晰地显示肋骨骨折部位（包括骨折断端相互位置、碎骨片的数量和位置），评估周围软组织损伤程度，包括有无血肿、有无继发感染等。

【超声表现】

肋骨骨折典型声像表现是高回声骨皮质线的回声中断，周围可见因软组织肿胀和血肿形成导致的低回声区。超声表现示例见图5-6-1。

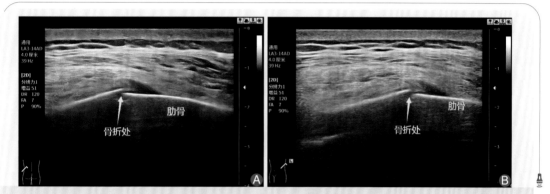

A. 48 岁男性，俯卧位切面显示左侧第十二肋骨局部可见高回声骨质线中断，宽约 1.6 mm，周围可见范围约 6.9 mm × 2.6 mm 低回声区，边界尚清，透声尚可；B. 右侧卧位切面图。

图5-6-1　后腰部外伤致肋骨骨折

第七节　腘窝囊肿破裂

腘窝囊肿由腓肠肌内侧头与半膜肌之间的滑囊积液形成。当囊肿体积较大，囊内压力过高，或在一些外因影响下可突然发生破裂，导致囊液外流，可伴有出血，液体沿腓肠肌表面进入组织间隙或流入腓肠肌与比目鱼肌间。

【临床特点】

腘窝囊肿破裂时导致周围组织继发炎症反应，引起小腿肿胀、疼痛，也可出现全身症状，如发热、白细胞升高等。少数患者可由于广泛静脉或神经受压导致压迫性神经病变。询问患者有无腘窝囊肿的病史能协助明确诊断。

【扫查方法】

采用高频探头，患者充分暴露患肢，取俯卧位，小腿垫高使患者膝关节适当屈曲放松，对检查部位进行横、纵、斜等多切面直接检查。如肿块较大加用凸阵探头以全面显示肿块大小及与周围组织关系。观察的内容包括：病变部位、大小、形态、边缘、内部回声、周边组织回声及肿物与周边组织关系、由病变区向上连续扫查明确病变部位是否延续至腘窝，并观察病变区与腓肠肌-半膜肌滑囊的关系。使用CDFI观察肿物内有无血流、血流特点及其与周边血管的关系，必要时与对侧腘窝进行比较。

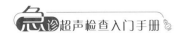
【超声表现】

依据破裂的部位不同,超声有不同的表现。

1.破裂部位在囊肿下极附近时,囊液会在重力作用下顺着组织间隙向下流动并聚集在小腿附近;囊肿破口位置较浅时液体往往沿着腓肠肌浅层下行,聚集于腓肠肌与皮下脂肪层之间;而囊肿破口位置较深时液体会沿着腓肠肌与比目鱼肌腱膜之间的组织间隙下行并聚集于两者之间。

2.破裂部位在囊肿上极附近时,囊液会进入大腿肌肉深部,在重力作用下汇集于半膜肌的筋膜与深方膝关节囊构成的软组织间隙内,此处为大腿内侧最低部位。超声声像上破裂流出的囊液可表现为无回声,但多数情况下内部可出现细密点状的低回声、絮状或条带状的中等回声、混合回声,甚至团状强回声。

【鉴别诊断】

1.下肢静脉血栓:腘窝囊肿破裂时,患者小腿出现肿胀感,临床可误认为下肢静脉血栓形成而前来检查,此时腘窝处囊肿因破裂缩小,且囊液流出后积液距离腘窝较远,声像图类似深静脉或肌间静脉血栓,当检查经验不足时往往误诊。腘窝囊肿破裂后积液可位于腓肠肌与皮下脂肪层之间、腓肠肌与比目鱼肌腱膜之间的组织间隙,或半膜肌的筋膜与深方膝关节囊构成的软组织间隙内,此时沿着低回声走行方向向上或向下连续扫查,可见其与腘窝区囊肿相通,探头加压可变形或有波动感。而静脉血栓则与静脉相通,其内的低回声沿静脉管道分布,探头加压可无明显形态改变,应注意在静脉血栓与腘静脉相通时切忌加压以免造成脱落。检查者掌握小腿肌肉血管解剖位置并结合病史与超声表现,可以做出鉴别。

2.腘动-静脉瘤:采用CDFI探查病变部位,动-静脉瘤瘤体内可探及血流信号,而腘窝囊肿破裂无血流信号显示,以此鉴别。

3.小腿肌间血肿:患者多有外伤史,继发于肌肉损伤后。血肿声像与腘窝囊肿破裂后的囊液聚集类似,但沿血肿上下两端连续扫查时可见上下均为盲端,而腘窝囊肿破裂时囊液聚集处向上或向下连续扫查时可见与腘窝囊肿相连。

超声表现示例见图5-7-1、图5-7-2。

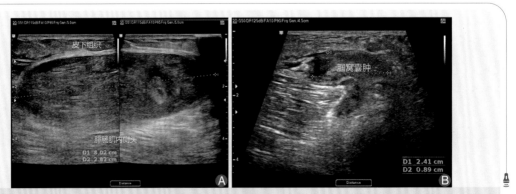

A.腘窝囊肿破入腓肠肌内侧头与皮下组织间,游标所示为破裂后局部囊液聚集的范围;B.破裂后腘窝残存的囊液。

图5-7-1　腘窝囊肿破裂(1)

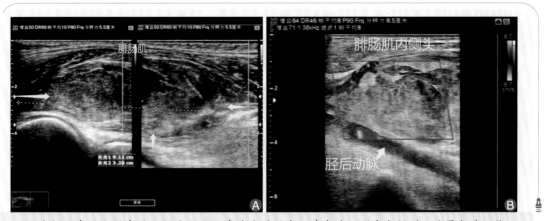

A. 左侧腘窝至小腿中段肌间见以无回声为主的混合回声包块，形态欠规则，边界欠清，范围约 120 mm×61 mm×30 mm，加压探头稍变瘪，其上方偏内侧部分切面与腘窝相延续，内透声欠佳，可见条索状回声；B. 受上述包块影响，左下肢动、静脉腘－胫后段稍向左外侧移位。

图5-7-2　腘窝囊肿破裂（2）

第八节　创伤性外周神经损伤

创伤性外周神经损伤在临床较为常见，早期、准确的诊断，是临床规划治疗方案及其功能恢复的关键。常见的类型包括挫裂伤、撕脱伤、压砸伤以及医源性损伤等。除了临床评估和功能判断外，超声检查是主要的影像学手段。高频超声可以确定损伤的程度、范围（全部或部分损伤），若为全部损伤，超声可以检测神经断端的距离。

【临床特点】

多为创伤导致，患侧肢体感觉及活动出现异常，多伴有肌肉、骨骼损伤。

【扫查方法】

患者取平卧位，探头频率选择4～18 MHz，探头置于患肢体表进行连续性横切面、纵切面扫查，观察神经的直径及横截面积、神经的回声结构，动态超声扫查有无粘连存在，邻近组织（包括肌、骨表面和腱鞘）异常，神经压迫引起的疼痛反应。

【超声表现】

急性外周神经损伤分为三型：Ⅰ型为神经连续性完整，走行正常，但是局部神经增粗，回声降低，神经束结构模糊；Ⅱ型为神经纤维局部变细，连续性部分中断，其内仍可见部分平行条带状神经束；Ⅲ型为神经纤维连续性完全中断，可见明显的低回声缺损，其内未见神经束结构通过。

应当注意的是：当神经完全中断时，如果神经组织完全被瘢痕组织包裹、挤压，神经继发水肿、变性，将导致神经结构难以分辨；其次，受超声分辨率的限制，超声尚不能分辨神经的轻微损伤，即周围神经轴突无断裂，仅神经的传导功能出现生理性阻断时超声难以分辨，有时尽管轴突、髓鞘、神经内膜管发生断裂，但神经外膜尚保持完整时，超声诊断亦较为困难。

桡神经的损伤在上肢神经损伤中较为常见，以下以桡神经为例阐述创伤导致的周围神经损伤。

正常桡神经横切面呈椭圆形或圆形，呈筛网状；长轴切面表现为互相平行的低回声束，其内可见不连续的高回声线分隔，其中低回声代表神经纤维束，高回声代表包裹在神经纤维束周围的神经束膜。

超声能够准确显示桡神经周围组织病变情况，一旦桡神经出现压迫性病变，可表现出神经近端水肿、淤血、增粗；当桡神经存在卡压性病变时，可出现局部神经受压变细。

【临床特点】

桡神经损伤主要表现为患肢主动伸腕、伸拇、伸指功能障碍并伴虎口区域皮肤感觉减退或丧失。

【扫查方法】

协助患者采取坐位或平卧位，探头频率选择4～18 MHz，沿桡神经及其主要分支的解剖走行区域扫查，将肩关节前屈135°，前臂中立位，探头横切放在上臂终端后外侧，首先显示肱骨横切面的弧形强回声，于肱骨浅侧寻找桡神经横断面。测量病变处神经面积（于神经病变段横切沿神经外膜描记）、内径（于神经病变段最粗大处测量），观察其形态、回声以及与周边组织的关系，并与健侧同一部位进行比较。

【超声表现】

神经走行粗细不均，局部缩窄变细，两端神经束增粗，内部条索束膜结构消失，回声减低，外膜回声增强，病变神经直径及截面积增大。按照病变严重程度可以分为以下3型。

Ⅰ型：桡神经连续性完整但弥漫性增粗，直径及截面积增大，内部回声减低，条索束膜结构消失，外膜回声增强。

Ⅱ型：桡神经尚连续但局部变细或神经部分中断，其周围可见异常回声，病变近端神经弥漫性增粗，回声减低。

Ⅲ型：桡神经连续性中断或局部未见明确神经结构，神经断端可回缩增粗，有时可见神经瘤形成。

超声表现示例见图5-8-1～图5-8-4。

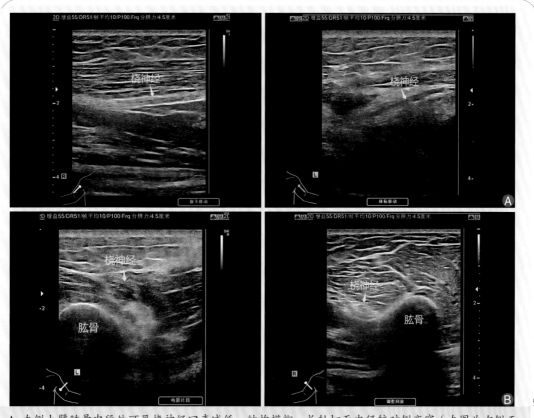

A. 左侧上臂肱骨中段处可见桡神经回声减低、结构模糊，长轴切面内径较对侧变窄（左图为右侧正常桡神经长轴切面，右图为左侧损伤桡神经长轴切面）；B. 横切面显示左侧桡神经回声减低、结构模糊（左图为左侧损伤桡神经短轴切面，右图为右侧正常桡神经短轴切面）。

图5-8-1　左侧桡神经创伤性损伤

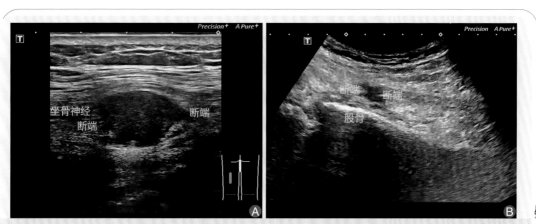

A.39 岁男性，外伤后左大腿疼痛、肿胀、活动受限，高频探头显示左侧大腿中下段水平坐骨神经回声连续性中断，断端距离 36.6 mm；B. 低频探头所示切面。

图5-8-2　左侧坐骨神经断裂合并创伤性神经纤维瘤形成

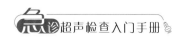
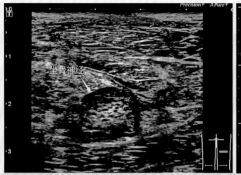

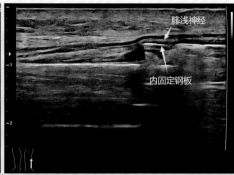

40 岁男性，右侧大腿外伤后疼痛不适。超声显示右侧大腿中部坐骨神经增粗，最大横切面积 1.44 cm²，神经纤维纹理回声增强，神经外膜增厚、回声减低，较厚处约 4.1 mm。

39 岁男性，外伤行骨折固定术后，超声显示左侧小腿中下 1/3 处，内固定强回声旁，腓骨长、短肌间可见腓浅神经向前稍凸起，局部内径稍窄、回声减低，其近心端稍增粗。

图5-8-3　右侧大腿外伤导致坐骨神经损伤　图5-8-4　左腓骨下段骨折固定术后腓浅神经卡压

参考文献

[1] PERONE M V，YABLON C M. Musculoskeletal ultrasound in the emergency department：is there a role?[J]. Semin Roentgenol，2021，56（1）：115-123.

[2] ALTMAYER S，VERMA N，DICKS E A，et al. Imaging musculoskeletal soft tissue infections[J]. Semin Ultrasound CT MR，2020，41（1）：85-98.

[3] SITU-LACASSE E，GRIEGER R W，CRABBE S，et al. Utility of point-of-care musculoskeletal ultrasound in the evaluation of emergency department musculoskeletal pathology[J]. World J Emerg Med，2018，9（4）：262-266.

[4] SPAIN J A，RHEINBOLDT M，PARRISH D，et al. Morel-Lavallée injuries：a multimodality approach to imaging characteristics[J]. Acad Radiol，2017，24（2）：220-225.

[5] AKLILU S，DUNHAM GREGOR M，CHEW FELIX S. Traumatic lipohemobursa of the infrapatellar bursa[J]. Radiology case reports，2018，13（2）：513-515.

[6] 张光辉，刘旭林，初英萍，等. 超声和X线平片对膝关节囊内骨折的诊断比较及两种方法联合诊断价值研究[J]. 中华临床医师杂志（电子版），2012，6（2）：322-327.

[7] LEWIS D，JIVRAJ A，ATKINSON P，et al. My patient is injured：identifying foreign bodies with ultrasound[J]. Ultrasound，2015，23（3）：174-180.

[8] WHITE R Z，REZAIAN P，PARASURAMAR A，et al. Ultrasound- assisted foreign body extraction（U-SAFE）：review of technique and technical pearls[J]. Journal of Medical Imaging and Radiation Oncology，2022，66（3）：362-369.

[9] 江凌，崔立刚. 肌骨超声在急危重症中的应用[J]. 中华诊断电子杂志，2018，6（2）：73-76.

[10] PRADO-COSTA R，REBELO J，MONTEIRO-BARROSO J，et al. Ultrasound elastography：compression elastography and shear-wave elastography in the assessment of tendon injury[J]. Insights Imaging，2018，9（5）：791-814.

[11] DEKA J B，DEKA N K，SHAH M V，et al. Isolated partial tear of extensor digitorum longus tendon with overlying muscle herniation in acute ankle sports injury：role ofhigh resolution musculoskeletal ultrasound[J]. J Ultrasound，2021，25（2）：369-377.

[12] 罗乐，珊丹. 四肢肌肉肌腱急性闭合性损伤患者诊断中应用高频超声的有效性研究[J]. 影像研究与医学应用，2018，2（5）：123-125.

[13] BRIGHTJ M，FIELDS K B，DRAPER R. Ultrasound diagnosis of calf injuries[J]. Sports Health，2017，9（4）：352-355.

[14] 吕珂，姜玉新. 正常肩袖及肩袖撕裂的超声检查[J]. 中华超声影像学杂志，2005，14（2）：73-74.

[15] LIANG W Y，WU H Y，DONG F J，et al. Diagnostic performance of ultrasound for rotator cuff tears：a systematic review and meta-analysis[J]. Med Ultrason，2020，22（2）：197-202.

[16] MOHTASIB R S，ALZAHRANI A M，ASIRI Y N，et al. Accuracy of shoulder ultrasound examination for diagnosis of rotator cuff pathologies：a single-center retrospective study[J]. Ann Saudi Med，2019，39（3）：162-171.

[17] HEBERT-DAVIES J，TEEFEY S A，STEGER-MAY K，et al. Progression of fatty muscle degeneration in atraumatic rotator cuff tears[J]. J Bone Joint Surg Am，2017，99（10）：832-839.

[18] 尹国军. 超声在肱二头肌长头腱断裂诊断中的价值[J]. 临床超声医学杂志，2015，17（6）：431-432.

[19] GRINAC M，BRTKOVÁ J，KUČERA T，et al. Tear of the distal biceps brachii tendon-correlation of ultrasound and operative findings，surgical therapy results[J]. Acta Chir Orthop Traumatol Cech，2018，85（3）：199-203.

[20] 杨柳，黄毅锋，欧静，等. 高频超声在闭合性肱二头肌长头腱断裂诊治中的应用价值[J]. 中国临床新医学，2017，10（7）：617-620.

[21] KHERA B，CHANG C，BHAT W. An overview of mallet finger injuries[J]. Acta biomed，2021，92（5）：e2021246.

[22] 景森浩，邹宾，郭旺，等. 锤状指畸形研究进展[J]. 国际骨科学杂志，2022，43（5）：297-301.

[23] 房立柱，李志强，崔立刚，等. 急诊超声在网球腿诊断中的应用价值[J]. 中国超声医学杂志，2020，36（8）：738-740.

[24] DOĞAN Y，ÖZÇAKAR L. Ultrasound imaging for lateral gastrocnemius muscle injury：tennis leg revisited[J]. Med Ultrason，2020，22（1）：116-117.

[25] CILOGLU O，GÖRGÜLÜ F F. Evaluation of a torn achilles tendon after surgical repair：an ultrasound and elastographic study with 1-year follow-up[J]. J Ultrasound Med，2020，39（7）：1263-1269.

[26] ERNAT J J，JOHNSON J D，ANDERSON C D，et al. Does clinical exam and ultrasound compare with MRI findings when assessing tendon approximation in acute achilles tendon tears? A clinical study[J]. J Foot Ankle Surg，2019，58（1）：161-164.

[27] BALTES T P A，ARNÁIZ J，GEERTSEMA L，et al. Diagnostic value of ultrasonography in acute lateral and syndesmotic ligamentous ankle injuries[J]. Eur Radiol，2021，31（4）：2610-2620.

[28] 张红，霍晓明，冯海洋，等. 高频超声在距腓前韧带损伤诊断中应用价值[J]. 中华实用诊断与治疗杂志，2017，31（6）：586-588.

[29] SEOK H，LEE S H，YUN S J. Diagnostic performance of ankle ultrasound for diagnos in ganterior talofibular and calcaneofibular ligament injuries：a meta-analysis[J]. Acta Radiol，2020，61（5）：

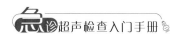

651-661.

[30] 亓恒涛，滕剑波，张先东，等. 横纹肌溶解症的超声诊断价值探讨[J]. 中华超声影像学杂志，2012，21（6）：511-513.

[31] SEIN ANAND Ł, KOSIAK W. Sonographic appearance of rhabdomyolysis- a systematic review of the literature[J]. Med Ultrason，2020，22（1）：92-96.

[32] CARRILLO-ESPER R，GALVÁN-TALAMANTES Y，MEZA-AYALA C M，et al. Ultrasound findings in rhabdomyolysis[J]. Cir Cir，2016，84（6）：518-522.

[33] 张璘，许家顺，宋宏燕. 彩色多普勒超声对骨筋膜室综合征的诊断价值[J]. 中外医学研究，2016，14（10）：50-52.

[34] JARA R，CASTILLO C，VALDÉS M，et al. Acute compartment syndrome as a complication of cutaneous loxoscelism mainly edematous[J]. Rev Chilena Infectol，2020，37（2）：175-178.

[35] DU M J，LIN Y H，CHEN W T，et al. Advances in the application of ultrasound for fracture diagnosis and treatment[J]. Eur Rev Med Pharmacol Sci，2022，26（21）：7949-7954.

[36] 郝懿，杨海平，韩洋，等. DR平片、肌骨超声及多层螺旋CT诊断肋骨及肋软骨骨折的临床分析[J]. 医学影像学杂志，2019，29（4）：697-699.

[37] 徐琦，崔立刚，夏建国. 腘窝囊肿破裂的超声诊断与鉴别[J]. 中国超声医学杂志，2018，34（4）：376-378.

[38] 张振杰，刘翠霞. 腘窝囊肿破裂的超声诊断价值[J]. 临床超声医学杂志，2016，18（7）：496-497.

[39] TEJERO S，FENERO-DELGADO B T，LÓPEZ-LOBATO R，et al. Ruptured Baker's cyst：complications due to misdiagnosis[J]. Emergencias，2018，30（6）：412-414.

[40] ZHANG H，CONG R，ZHAO R，et al. Exploring the application of electromyography combined with high-frequency ultrasonography in the diagnosis of traumatic radial nerve injury and location[J]. Journal of Practical Hand Surgery，2018，32（2）：163-165.

[41] VISALLI C，CAVALLARO M，CONCERTO A，et al. Ultrasonography of traumatic injuries to limb peripheral nerves：technical aspects and spectrum of features[J]. Jap J Radiol，2018，36（10）：592-602.

[42] 张玉玲. 高频超声技术在桡神经损伤诊断中的应用价值[J]. 中国实用神经疾病杂志，2017，20（9）：91-93.

[43] 王月香，曲文春，陈定章. 肌骨超声诊断[M]. 2版. 北京：科学出版社，2020.

[44] WIJNTJES J，BORCHERT A，VAN ALFEN N. Nerve ultrasound in traumatic and iatrogenic peripheral nerve injury[J]. Diagnostics（Basel），2020，11（1）：30.

[45] STRAKOWSKI J A，CHIOU-TAN F Y. Musculoskeletal ultrasound for traumatic and torsional alterations[J]. Muscle Nerve，2020，62（6）：654-663.

第六章

浅表小器官急诊超声

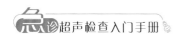

第一节　眼球外伤

眼球位置暴露，在各类直接或间接暴力作用下易造成不同严重程度的损伤，后果严重者可导致视力丧失，及时明确的诊断对临床至关重要。

【临床特点】

眼部外伤包括角膜损伤、前房积血、晶状体脱位、玻璃体积血、视网膜脱离、脉络膜脱离、眼内或眶内异物等。损伤区域根据解剖位置分为三个：Ⅰ区，损伤仅限于球结膜、巩膜和角膜；Ⅱ区，伤及眼前段，深度为角膜至晶状体后囊，包括睫状体冠部，不包括睫状体平坦部；Ⅲ区，伤及晶状体后囊后的眼内结构。闭合性眼外伤多导致Ⅰ区损伤，而开放性眼外伤多导致Ⅲ区损伤。患者多表现为外伤后视力下降、单眼复视、飞蚊症、部分视野缺损等症状，如合并继发性青光眼则出现恶心、呕吐、头痛症状。眼内异物可导致眼内炎症而出现相应症状。

【扫查方法】

患者取仰卧位，双眼闭合，选择高频线阵探头（3～12 MHz），直接将耦合剂涂在眼睑上，多切面扫查，全面观察眼球，注意将仪器增益调整至最高以免遗漏细小的病变。探及病变后，嘱患者快速转动眼球，观察病变的活动度、后运动及是否有形态的变化、与球壁的关系等。

【超声表现】

1.前房积血：前房深度增加，内透声较差，可见漂浮的点状、絮状回声（图6-1-1）。

2.外伤性白内障：依据损伤的程度不同，晶状体有不同程度的增厚，内透声差，前后囊增厚（图6-1-2）。

3.晶状体脱位或破裂：于前房或玻璃体内探及晶状体类圆形环状回声，部分可随体位改变而移动，CDFI检查无血流信号显示。人工晶状体脱位于玻璃体内时可探及其特有的光斑回声，伴声影及"彗星尾"征。晶状体破裂时可见其形态欠规则，表面皮质回声中断，周边附着絮状高回声团，转动眼球无明显移动（图6-1-3～图6-1-5）。

4.脉络膜脱离：玻璃体内出现多条带状回声，凸面向玻璃体腔，冠状切面上呈弧形带状回声，与周边球壁相连，形态类似花瓣。多数带状回声运动试验阳性，后运动试验阴性或者不显著。CDFI显示带状回声上血流信号丰富，为低速动脉型血流频谱，不与视网膜中央动、静脉相延续（图6-1-6）。

5.视网膜脱离：部分性视网膜脱离表现为玻璃体内与视乳头相连的带状回声。完全性视网膜脱离表现为玻璃体内类"V"形的带状回声，尖端与视乳头相连，两端与周边球壁相连；运动试验多为阳性；CDFI显示带状回声有血流信号，且与视网膜中央动脉相延续（图6-1-3、图6-1-7）。

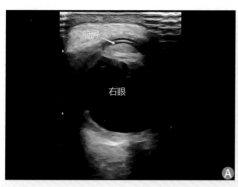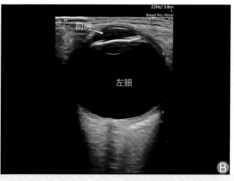

A. 右侧眼球前房内透声差，充满细弱光点；B. 左侧正常眼球图像。

图6-1-1　外伤后右眼前房积血

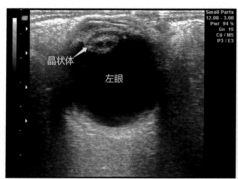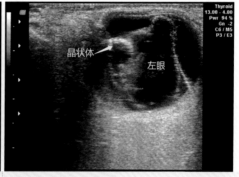

左眼晶状体明显增厚约 5.6 mm，前后囊增厚，内透声差。

左眼形态饱满，结构尚清晰，眼轴长 22 mm，晶状体厚约 3.6 mm，回声增强，前后轴与视轴不平行；玻璃体内透声差，内可见絮状物及强回声带，其回声粗糙，厚薄不一，略呈"V"形，后方与视乳头连接，后运动试验阳性。

图6-1-2　外伤性白内障

图6-1-3　左眼晶状体脱位伴出血及视网膜脱离

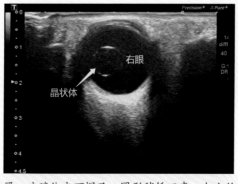

右侧眼球晶状体未在正常位置，玻璃体内可探及一圆形稍低回声，大小约 8 mm×8 mm，表面见半环状强回声，即脱位的晶状体。

图6-1-4　右眼晶状体脱位（完全性）

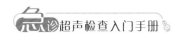

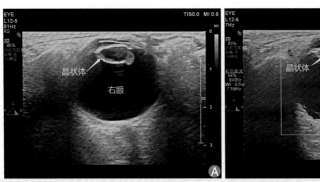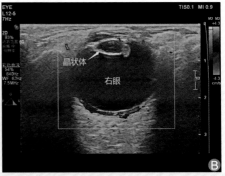

A. 右眼晶状体近内侧处囊壁稍厚、欠连续，局部可见稍高回声，向玻璃体膨出，范围约 2.4 mm×2.1 mm；B.CDFI 显示晶状体近内侧稍高回声团内未见明显血流信号。

图6-1-5　外伤致右侧眼球晶状体破裂

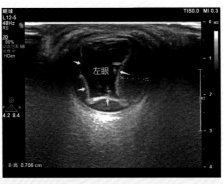

左侧眼球玻璃体内可见一呈花瓣状强回声带，部分尖端指向视乳头，鼻侧光带距球壁 3.3 mm，颞侧距球壁约 7.0 mm，强回声带后方可见中等回声光点聚集；后运动试验阴性。箭头所示为脉络膜。

图6-1-6　左眼钝挫伤致脉络膜脱离

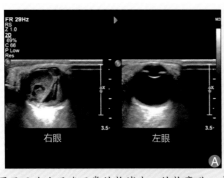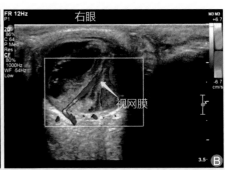

A. 左图显示为右眼球正常结构消失，结构紊乱，未见正常晶状体回声，玻璃体内透声差，可见稍高回声与低至无回声夹杂，另可见多条强回声带；右图为正常左眼球声像。B.CDFI 显示右侧眼球内强回声带可见血流信号。

图6-1-7　视网膜脱离合并出血

6.玻璃体积血：玻璃体混浊，内出现斑点状、絮状、团块状强回声，与球壁无连接，运动试验和后运动试验均为阳性（图6-1-8、图6-1-9）。

7.眼球内异物：眼球内的金属异物或非金属异物均表现为强回声，呈光点、光斑状，大多数后方伴声影。异物合并炎症时，可出现低回声或无回声的脓腔。发生眼球穿孔伤时，气体进入眼内，呈强回声气泡，伴有声影及"彗星尾"征，可随体位改变而动。

8.血肿：显示为边界清楚的异常回声，可为无回声、低回声或中等回声，内回声不均，可有斑点状强回声。

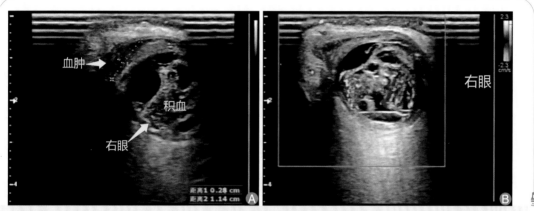

A.右眼眼球形态不规则，晶状体显示不清，右眼球前颞侧见不规则无回声区，范围约2.8 mm×11 mm，内透声差，玻璃体内见杂乱等回声团及强回声带交织，部分强回声带后方连于视乳头，呈"外八字"形，颞侧部分强回声带可见隆起，玻璃体内可见大量中等回声团、带，游标所示为右眼球内侧不规则无回声区；B.CDFI显示右眼玻璃体内等回声团及强回声带可见较丰富的血流信号。

图6-1-8 外伤后右侧眼球破裂合并玻璃体积血

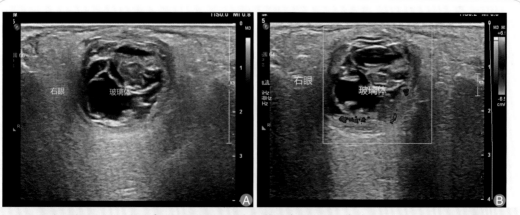

A.右眼眼球形态不规则，内透声差，玻璃体内见杂乱等回声团及强回声带交织，部分后方连于视乳头；B.CDFI显示右眼玻璃体周边见点状血流信号。

图6-1-9 外伤后右侧眼球破裂

第六章

浅表小器官急诊超声

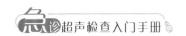

第二节　甲状腺急诊疾病

一、急性化脓性甲状腺炎

急性化脓性甲状腺炎的发生率低，仅占所有甲状腺疾病的0.1%～0.7%，这与甲状腺有完整包膜、丰富的血液供应和淋巴回流及局部含有高浓度的碘离子，使其难以发生化脓性感染有关。但该病属于内分泌急症，严重者甚至危及生命。

【临床特点】

甲状腺突然肿大和压痛，伴有发热、喉咙痛、吞咽困难、声音嘶哑和头部活动范围受限。实验室检查显示白细胞计数、中性粒细胞百分比、红细胞沉降率和超敏C-反应蛋白升高。大部分的急性化脓性甲状腺炎患者存在甲状腺结构异常或甲状腺疾病，包括梨状隐窝瘘、甲状腺肿、甲状舌管囊肿和甲状腺癌等，检查时注意勿遗漏。儿童的急性化脓性甲状腺炎经常由梨状隐窝瘘引起，临床典型表现为反复发作的颈部脓肿、伴吞咽疼痛或困难、呼吸窘迫。

【扫查方法】

患者取仰卧位，在肩及颈后垫枕头，使头后仰、颈部过伸，充分暴露颈部。采用频率7.5～12 MHz的高频线阵探头，甲状腺明显肿大者也可联合凸阵探头扫查。将探头放置于甲状软骨和胸骨上窝之间，先后在颈前正中及两旁，从上到下滑行横切扫查；将探头转动90°，由外向内或由内向外滑行纵切扫查。

【超声表现】

甲状腺病变侧叶肿大，形态失常，内部回声杂乱不均，形成片状无回声、低-无回声区或混合回声区，边界不清、形态不规则、无占位效应。伴脓肿形成者病灶内部可出现不规则无回声区，探头加压可见细小光点流动征象。CDFI显示病灶区血流信号增加（图6-2-1）。

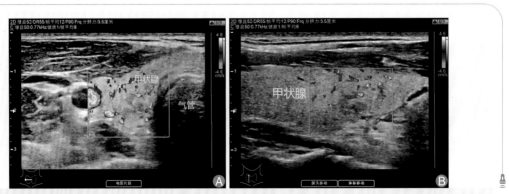

A. 甲状腺右侧叶横切面可见非均质回声区，边界模糊，CDFI见较丰富的血流信号；B. 甲状腺右侧叶纵切面见非均质回声区，边界模糊，CDFI见较丰富的血流信号。

图6-2-1　急性化脓性甲状腺炎

附 梨状隐窝瘘

梨状隐窝瘘是第三或第四鳃囊未能完全闭锁或出现异常穿通所导致的一种先天性异常，多于儿童期发病，且多见于左侧。非感染期梨状隐窝瘘的瘘管多位于颈总动脉前内侧与甲状腺上极外侧缘间，自后向前逐渐潜行，并穿透颈前肌层延伸至皮下，瘘管壁薄、光滑，管径为0.07～0.25 cm，长度为1.9～3.3 cm；瘘管与周围组织分界清晰、瘘管内呈均匀低回声。感染期梨状隐窝瘘超声特点为瘘管管径增粗、壁增厚且毛糙、与周围组织分界不清，管腔内透声差；伴脓肿形成时，可见不规则无回声区，其内伴点、片状回声漂浮，CDFI显示无回声区周围血流信号增多（图6-2-2）。

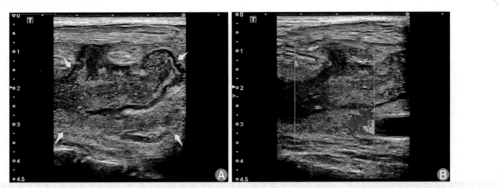

A. 左侧颈部皮下软组织内见一大小约 69 mm×18 mm 的混合回声包块，形态不规则，边界欠清，内以无回声为主，透声欠佳，见细弱点状回声蠕动，周边见不规则低回声。包块浅层距表皮约 7.7 mm，深层距表皮约 30 mm，其后方紧邻颈动脉。箭头所示为包块范围。B.CDFI 显示包块周边可见丰富的点状血流信号。

图6-2-2　梨状隐窝瘘

二、甲状腺穿刺后大量出血

超声引导下细针穿刺抽吸活检被认为是检测甲状腺结节良、恶性最常用的方法。少数患者由于穿刺后持续性大量出血或出血范围较广、压迫气管，需紧急手术治疗或气管切开。

【临床特点】

大多数患者出血发生在穿刺术后10分钟内。出血范围较小时，患者无临床症状或感觉轻微疼痛、肿胀不适等；出血范围较广时，患者局部胀痛明显，颈部可有不同程度的肿大，吞咽时加重。当出血范围较大、压迫气管时，可出现呼吸困难，需要临床紧急处理。

导致甲状腺穿刺出血的因素主要有以下几点：①甲状腺本身或穿刺的目标结节血供丰富；②结节紧邻包膜下；③合并甲状腺肿或其他弥漫性病变；④穿刺过程中的过度牵拉使血管压力增加导致出血；⑤穿刺针较粗；⑥患者本身有凝血功能障碍或服用抗凝剂，而穿刺前未能充分了解病史。

【扫查方法】

患者取仰卧位，充分暴露颈部，采用高频线阵探头，频率为7.5～12 MHz，注意观察甲状腺包膜周围回声改变，特别是邻近穿刺的区域。甲状腺细针穿刺活检后常规观察20～30分

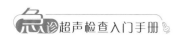

钟，超声复查无血肿方可让患者离开。

【超声表现】

1.甲状腺被膜外出血：最多见，出血位于穿刺针道周围的组织间隙，显示为不均质无回声或低回声，出血量较大者可压迫甲状腺。出血范围较广时可蔓延至甲状腺下方或对侧甲状腺包膜外，严重者可引起整个颈部肿胀，甚至压迫气管。

2.甲状腺实质内出血：可见甲状腺内部回声欠均匀，无回声区内可见条状、网状回声。部分患者可见无回声区弥散于甲状腺实质内，该种情况多见于凝血功能障碍者。

3.甲状腺结节内出血：表现为穿刺的结节体积增大，内出现新的无回声区（图6-2-3）。

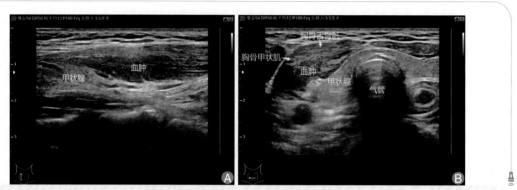

A.纵切面：甲状腺右侧叶前方可见大片无回声区，边界欠清，透声欠佳；B.横切面：甲状腺右侧叶及颈动脉前方、胸骨舌骨肌及胸骨甲状肌后方可见大片无回声区，边界欠清，透声欠佳。

图6-2-3 甲状腺穿刺术后血肿

第三节 哺乳期乳腺炎

哺乳期乳腺炎是在乳汁淤积基础上发生的炎症反应，伴或不伴细菌感染。发病的危险因素包括乳头皲裂、乳房外伤、乳汁过多或哺乳间隔时间过长、婴儿腭裂或舌系带过短等导致含接困难、既往乳腺炎病史等。

【临床特点】

乳腺局部出现肿块伴疼痛，排乳不畅，局部皮肤可出现红、肿、热、痛；随病情进展，肿块软化形成脓肿，触诊有波动感，当表面破溃时，有脓液流出。全身症状包括发热（体温可达39～40℃）、寒战、全身出汗、头晕、乏力等，常伴患侧腋窝淋巴结肿大、压痛。

【扫查方法】

患者取仰卧位，双臂上举，充分暴露双乳及腋下，乳房丰满者可让其侧卧以检查乳房外侧象限。采用10 MHz以上的高频线阵探头，以乳头为中心做放射状扫查或按一定顺序进行连续横切、纵切扫查，对病灶行多切面、多方位扫查。

【超声表现】

1.哺乳期乳汁淤积：病变区域腺体层增厚、回声增强，导管明显增粗，呈管状无回声区，边界清晰；淤积的乳汁因浓度不一可表现为单纯无回声、无回声区内伴有细小点状回声或出现脂-液平面。CDFI显示病变区域血流信号可正常（图6-3-1）。

2.哺乳期乳腺炎：病变区域皮肤及皮下组织水肿增厚，腺体层可增厚，一般腺体浅层回声增强、深部回声减弱，其内无明显无回声区。CDFI显示病变区域血流信号丰富。多伴有同侧腋窝淋巴结肿大（图6-3-2、图6-3-3）。

3.哺乳期乳腺脓肿：病变区域皮肤增厚，皮下脂肪层回声增强，腺体层厚度明显增加，腺体回声不均匀增强或减低，其内可见不规则无回声区（可呈无回声、低回声或混合回声）。病变区域形态不规则，边界不清，壁厚；脓肿破溃时可见无回声区延伸至皮肤破溃口处。CDFI显示病变区域血流信号丰富，呈高速低阻频谱。多伴有同侧腋窝淋巴结肿大（图6-3-3）。

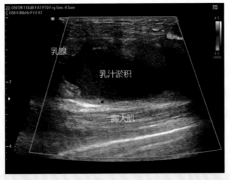

右乳12点位置距乳头约15 mm处可见无回声区，边界清，形态欠规则，范围约39 mm×17 mm×30 mm，内透声差，充满细小弱回声点，探头加压可见流动。

图6-3-1 哺乳期乳汁淤积

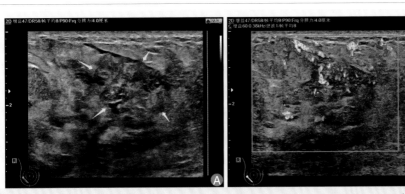

A.乳腺切面形态饱满，腺体层明显增厚，内部回声减低，分布欠均匀，可探及多个低回声区，边界不清，形态欠规则，其一范围约40 mm×21 mm（右乳内下4点位置），箭头所示为低回声区大致范围；B.CDFI显示右乳内下4点位置低回声区血流信号明显增多。

图6-3-2 哺乳期乳腺炎

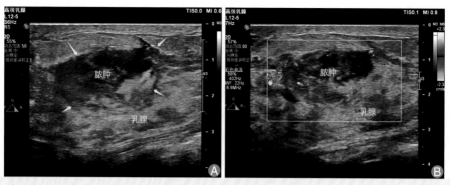

A.右乳内下4点位置距乳头约16 mm处可见一混合回声区，范围约31 mm×16 mm，边界不清，形态欠规则，内以低－无回声为主，夹杂稍高回声，探头加压时可见内部细小光点流动（箭头所示为脓肿大致范围）；B.CDFI显示右乳内下4点位置混合回声区周边有较丰富的血流信号。

图6-3-3　哺乳期乳腺炎合并脓肿形成

第四节　嵌顿、绞窄疝

疝是指体内脏器或组织离开其正常解剖部位，通过先天或后天形成的薄弱点、缺损或孔隙进入另一部位。当疝囊颈较小而腹内压突然增高时，疝内容物可强行扩张囊颈而进入疝囊，随后因囊颈的弹性收缩将内容物卡住，使其不能回纳，这种情况称为嵌顿疝。肠管嵌顿如不及时解除，肠壁及其系膜受压情况不断加重，可使动脉血流减少，最后导致完全阻断，即为绞窄疝。

【临床特点】

疝发生嵌顿时表现为疝块突然增大，不能回纳腹腔，患者疼痛明显。绞窄疝的肠襻坏死穿孔时，疼痛可因疝块压力骤降而暂时有所缓解。直疝常见于年老体弱者，极少发生嵌顿；股疝多见于40岁以上妇女，在腹外疝中，股疝嵌顿者最多，一旦出现嵌顿可迅速发展为绞窄性。此外，腹部切口疝的疝环一般比较宽大，很少发生嵌顿，而脐疝的疝环狭小，成年人脐疝发生嵌顿或绞窄的较多。

【扫查方法】

联合采用频率为3.5～5.0 MHz的凸阵腹部探头和＞7.5 MHz的线阵探头，多切面观察肿块及腹腔肠管，结合患者不同体位和行Valsalva动作改变腹内压，并采用CDFI观察疝内容物及腹腔肠管血供情况。

【超声表现】

1.肠管嵌顿：疝囊内肠管壁增厚、内径扩张，肠管腔内伴积液，肠壁层次模糊、回声减低，肠蠕动减弱、消失。CDFI显示疝内容物（肠管）血供减少（图6-4-1）。

2.伴发肠梗阻：梗阻部位的近端肠管扩张，成年人空、回肠内径＞2.5 cm（小儿＞

1.5 cm）、结肠内径＞4 cm；肠腔积气积液，无回声区内可见杂乱光点、絮状物或不规则团块回声，并见肠内容物往返流动及旋涡状流动；肠黏膜皱襞水肿增厚，纵切时呈"琴键"征、"鱼刺"状改变，横切时呈"车轮"状改变；伴肠蠕动异常，肠蠕动减弱、消失或亢进。

3.伴发绞窄性肠坏死及穿孔：CDFI显示嵌顿疝的血流信号明显减少甚至消失时，提示发生绞窄。当肠管发生坏死、穿孔时，穿孔端肠壁明显增厚，腹腔积液明显增多，可伴有腹腔积气。

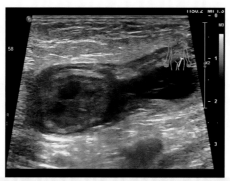

75岁男性，左侧腹股沟区可探及疝囊样结构向腹腔外凸出，疝口前后径约9.2 mm，疝囊大小约42 mm×11 mm，腹压增加时疝囊大小无明显变化，疝内容物显示为肠管及网膜回声。

图6-4-1　左侧腹股沟嵌顿疝

第五节　男性生殖器急诊疾病

一、睾丸扭转

睾丸扭转是指因精索发生扭转，压迫血管使睾丸血流受阻从而导致睾丸损伤或坏死的疾病。睾丸扭转时，首先是精索静脉血流中断，引起睾丸内微小静脉血液淤积，紧接着睾丸动脉供血停止，导致睾丸缺血或坏死，进而发生萎缩。睾丸扭转可分为鞘膜内型及鞘膜外型（图6-5-1）：鞘膜内型指睾丸在鞘膜内发生扭转，此型多见，多发生于青春期；鞘膜外型指睾丸鞘膜上方发生扭转，常发生于新生儿和1岁以下婴儿。睾丸扭转的严重性取决于扭转的度数和时间，及时而有效的诊断及外科干预是避免睾丸损毁的重要方法。

【临床特点】

好发于12~18岁的青少年，因左侧精索较长，故以左侧睾丸扭转多见。其与先天性解剖因素、剧烈运动、睾丸外伤、迷走神经兴奋性增高、气温过低等因素有关。临床表现为一侧睾丸疼痛，可向同侧腹股沟及腹部放射，部分患者伴有恶心、呕吐等症状，也可表现为腰痛、腹痛、腹股沟区疼痛，可先后或同时合并以上几种表现。专科检查可见患侧睾丸肿大，伴有触痛，睾丸位置抬高或呈横位，常伴有精索增粗及压痛。睾丸扭转时间超过12小时，同侧阴囊可出现发红及水肿。

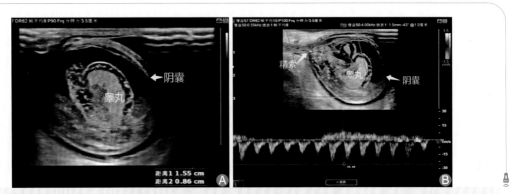

A.5天男婴，右侧睾丸大小约15 mm×8 mm，实质回声欠均匀，周边见低回声水肿带环绕，附睾尾精索走行处回声增强呈团块样改变，向腹股沟管走行，其入口处可见明显变细，宽约2 mm；B.CDFI显示右侧阴囊内精索走行处见细束条状血流信号，其出腹股沟管处血流频谱呈高速高阻型。

图6-5-1　睾丸鞘膜外扭转（不完全性）

【扫查方法】

患者取仰卧位，充分暴露阴囊，嘱患者向上提拉阴茎或于阴囊下垫其他物品，使阴囊上移便于检查。采用7.0～12.0 MHz的高频线阵探头，选择睾丸检查模式，根据需要适度调整彩色多普勒增益和血流游标、彩色取样框。检查时注意手法轻柔，避免睾丸血管受压而致血供减少。同时注意双侧对比扫查。

【超声表现】

1.位置：睾丸位置上移，部分可达腹股沟区；睾丸长轴位可呈斜位或横位。

2.形态：睾丸肿大，可呈球形，病程长者睾丸缺血坏死后体积可逐渐缩小。

3.回声：急性期睾丸实质回声可表现正常，随时间延长，睾丸实质回声呈局限性或弥漫性减低、不均匀；坏死区为无回声或极低回声，而出血、梗死区回声增强。

4.血流：急性期睾丸、附睾及周边组织血流信号减少或消失。如扭转及时松解可出现睾丸内血流信号较健侧增多，但短时间内恢复正常；如未松解时间延长，则睾丸内血流信号消失（图6-5-2～图6-5-4）。

5.其他：附睾肿大、附睾头的位置可发生改变；精索扭转时呈螺旋状（精索螺旋状扭曲是诊断睾丸扭转的可靠征象），CDFI显示螺旋状血流信号，但扭转过紧时血流信号消失（图6-5-5）；阴囊壁水肿增厚、可伴睾丸鞘膜腔积液等。

【鉴别诊断】

节段性睾丸梗死：该病发病率低，多见于20～40岁的年轻男性，多与感染相关。临床表现为阴囊突发疼痛、肿胀、触痛，可向腹股沟区放射。超声检查可见孤立的圆形或楔形低回声病灶，CDFI显示血流信号无或减少。可联合采用超声造影检查以更好地评估血流灌注情况。

【注意事项】

急性期睾丸扭转首先是精索静脉受压，睾丸内血液回流障碍，而动脉灌注仍在进行，此为不全扭转期，此期睾丸回声、血流信号与健侧比较多无明显改变，睾丸位置也无明显异常；当精索高度肿胀、压迫睾丸动脉及睾丸内血管血栓形成时，睾丸失去灌注，最终导致睾丸缺血、坏死，即进入睾丸完全性扭转阶段（图6-5-2～图6-5-4）。怀疑睾丸扭转时应注意多次复查超声动态观察睾丸血流变化，避免漏诊及误诊。

二、急性睾丸、附睾及精索炎性疾病

急性睾丸、附睾及精索炎性疾病是男性阴囊内常见的感染性疾病，属于非特异性感染。急性附睾炎是阴囊疼痛的主要原因之一，一般始于附睾尾部，然后向体部和头部蔓延，炎症可同时累及睾丸、精索。

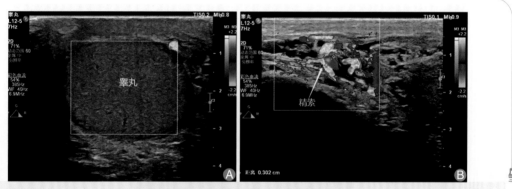

A.23 岁男性，左侧睾丸稍增大，CDFI 未见血流信号；B.CDFI 显示腹股沟处左侧精索静脉稍增宽，血流稍增多。

图6-5-2　左侧睾丸扭转（初期）

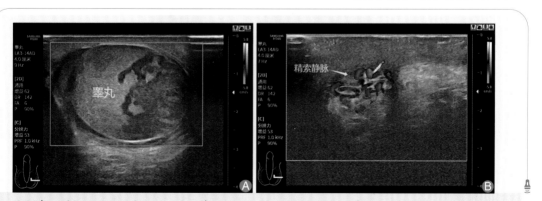

A. 左侧睾丸横切面显示形态饱满，内回声不均匀，内可见不规则低回声区散在分布，CDFI 显示左侧睾丸内未探及明显血流信号；B. 左侧精索静脉稍迂曲，内径稍增宽，CDFI 显示血流信号略减少。

图6-5-3　左侧睾丸扭转

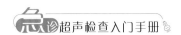
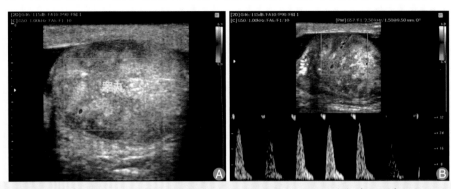

A.16 岁男性，左侧睾丸增大，回声分布不均匀，血流信号减少；B.频谱多普勒超声显示左侧睾丸血流为高阻频谱。

图6-5-4　睾丸扭转

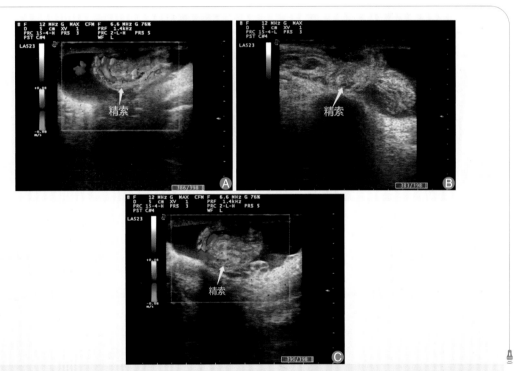

A.22 岁男性，左侧附睾上方精索见范围约 46 mm×16 mm 的不规则混合回声区，呈螺旋状，为扭曲管道状结构构成，较宽处约 1.5 mm；B.纵切面显示左侧附睾及上方精索区混合回声呈螺旋状改变；C.横切面 CDFI 显示左侧附睾及上方精索区混合回声区内血流呈螺旋状改变。

图6-5-5　精索扭转

【临床特点】

多发生于青壮年，表现为突发高热、畏寒、一侧阴囊明显肿胀、疼痛，可向同侧精索、下腹部及会阴部放射；阴囊皮肤发热、多伴有膀胱刺激征；还可出现腰骶部、耻骨、腹股沟区的酸胀感，站立或行走时加剧。实验室检查中性粒细胞和白细胞总数升高，合并精索炎时表现为沿精索走行区域的疼痛，精索增粗、变硬，伴有触痛。

【扫查方法】

患者取仰卧位，充分暴露阴囊，采用7.0～12.0 MHz的高频线阵探头，选择睾丸检查模式。观察附睾大小、形态、内部回声等情况，注意周围结构是否存在粘连、精索静脉信号是否有增宽等表现，双侧对比扫查。

【超声表现】

1.急性附睾炎：常为附睾尾肿大，形态规则或不规则，严重者附睾呈弥漫性肿大，边界不清，内部回声不均匀，回声减低或强弱不等，周边可见轻度增强回声区环绕。伴脓肿形成时，可见无回声或低回声区。可合并睾丸鞘膜腔少量积液。CDFI显示肿大附睾内血流信号明显增多；脓肿形成的低回声或无回声区内无血流信号，周边血流信号丰富（图6-5-6、图6-5-7）。

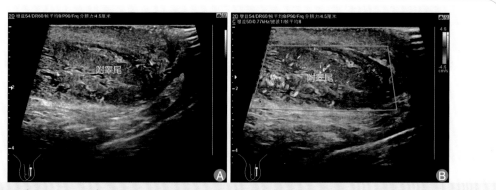

A.左侧附睾增大，以附睾尾明显，厚约 20 mm，内部回声减低，分布不均匀；B.CDFI 显示左侧附睾血流丰富。

图6-5-6 急性附睾炎（1）

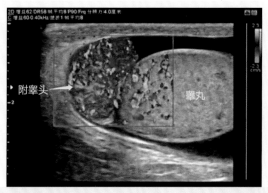

右侧附睾头体积增大，实质回声强弱不等，光点增粗，分布不均匀。CDFI 显示附睾头血流信号丰富。

图6-5-7 急性附睾炎（2）

2.急性睾丸炎：睾丸轻度或中度肿大，实质回声减低，分布不均，也可呈中等亮度的细小密集点状。合并脓肿时，可见局部形态不规则、边界不清的低回声或无回声区。可有睾丸鞘膜腔少量积液。CDFI显示睾丸实质血流信号丰富且分布规则；脓肿内部无血流信号（图6-5-8、图6-5-9）。

3.精索炎：精索增粗、肿胀，回声增强，精索内管腔结构内径增宽。CDFI显示精索内血流丰富，以动脉血流为多，血流速度较快。

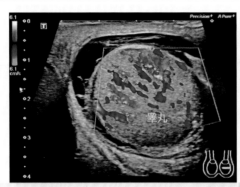
左侧睾丸大小正常，实质回声减低，周边均可见不规则无回声区包绕，内透声欠佳，可见分隔带，较深处约4.0 mm；CDFI显示左侧睾丸内有较丰富的血流信号。
图6-5-8　急性睾丸炎（1）

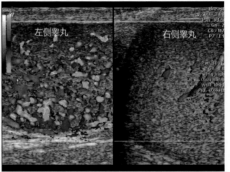
双侧睾丸大小正常，右侧睾丸实质回声均匀，左侧睾丸实质回声强弱不等，光点粗，分布不均匀；CDFI显示左侧睾丸内可探及丰富血流信号。
图6-5-9　急性睾丸炎（2）

三、阴囊外伤

阴囊损伤是泌尿外科常见的临床急症之一，阴囊及其内容物位置表浅，阴囊皮肤及皮下组织较薄，易受到外来暴力损伤。根据有无创口分为开放性损伤（刺伤、爆炸伤、枪伤等）和闭合性损伤（撞击伤、挤压伤、骑跨伤等）。开放性损伤根据病史及临床检查较易做出诊断，闭合性损伤则需要影像学辅助检查。

【临床特点】
患者在外伤后疼痛，阴囊肿大、皮肤青紫伴触痛，可伴恶心、呕吐，甚至晕厥。

【扫查方法】
患者取仰卧位，充分暴露阴囊，采用7.0~12.0 MHz的高频线阵探头，观察睾丸及附睾大小、形态、内部回声、周围有无血肿等情况，注意手法轻柔。

【超声表现】
1.阴囊挫伤：阴囊外伤后渗出液或出血易聚集于呈"蜂窝"状的软组织内形成阴囊壁血肿（图6-5-10）。超声表现为阴囊增大、壁增厚、层次模糊，阴囊壁内出现"蜂窝"状无回声或低回声区，CDFI显示较杂乱的血流信号。

2.睾丸损伤：根据程度可分为：睾丸挫伤、睾丸血肿、睾丸破裂。

（1）睾丸挫伤者，睾丸形态正常，可轻度增大，白膜完整；内部回声不均匀，有低回声区或回声强弱不等。睾丸白膜下见点、线状低-无回声区。睾丸鞘膜腔可有少量积液。睾丸内血流信号一般无明显改变，病灶周围血流信号可轻度增加（图6-5-11）。

（2）睾丸血肿者，睾丸体积增大，局部形态失常，白膜完整；睾丸内可见一个或多个大小不等的无回声或低回声、混合性回声区，形态可呈片状、圆形、椭圆形或条索状等。睾丸白膜下血肿者，睾丸实质内回声正常，白膜完整，白膜下出现不规则无回声区、混合回声区，该处睾丸实质受压内陷。CDFI显示血肿内无血流信号。

（3）睾丸破裂者，睾丸形态失常、体积增大，白膜连续性中断，表面不规整，损伤部位边界不清，实质回声减低或回声杂乱，裂口周围可见不规则高回声区、混合性回声区或无回声区。程度严重者睾丸组织从破口脱出，常合并睾丸鞘膜积血。如为贯通伤则需注意有无金属、玻璃等异物残留的异常回声。

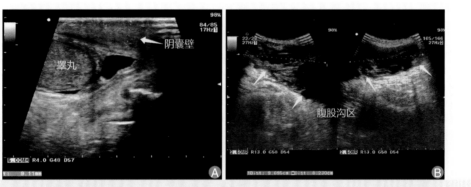

A. 外伤患者，显示阴囊壁增厚约 9 mm；B. 右侧阴囊上方腹股沟区可探及一大小约 178 mm × 79 mm 的混合回声包块（箭头），形态不规则，边界欠清，与腹腔无明显相通，与精索分界不清，内可见不规则无回声区及多发分隔带回声。

图6-5-10　外伤致阴囊壁血肿及腹股沟血肿

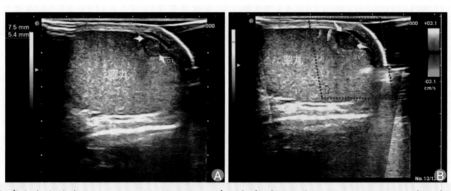

A. 左侧睾丸大小约为 42 mm × 25 mm × 20 mm，中下极包膜下可见一 7.5 mm × 5.4 mm 的不均质稍低回声区（箭头），边界清，周边有低回声晕环；B. 左侧睾丸中下极包膜下稍低回声区周边及内部未见明显血流信号。

图6-5-11　左侧睾丸挫伤

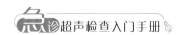

3.附睾损伤：阴囊闭合性损伤中单纯附睾损伤较少见，常与精索或睾丸损伤伴发。超声表现为肿大的附睾内可见明显的无回声或低回声区，内部无血流，周边可见血流信号。

四、阴茎外伤

临床上阴茎损伤较为少见，根据病史及局部表现可做出诊断，超声依据阴茎各层组织的厚度、回声改变、白膜的连续性判断损伤的程度，以及通过阴茎血流情况判断有无动、静脉损伤。

【临床特点】

阴茎损伤可分为挫伤、断裂及尿道损伤等。阴茎挫伤表现为受伤部位局部皮肤暗紫、皮下水肿、淤血，一般不合并尿道损伤；阴茎断裂时患者出现剧烈疼痛，阴茎由红变暗、发紫、变形，阴茎远端向健侧偏斜，伴排尿困难或合并尿道损伤而出现尿道口滴血症状。单一的尿道损伤并不常见，多为阴茎合并伤。尿道损伤根据部位又分为前尿道损伤和后尿道损伤：前尿道损伤多见于会阴部骑跨伤，出现会阴及阴囊、阴茎肿胀；后尿道损伤多因骨盆挤压引起的尿道膜部损伤，主要有耻骨联合深部及下腹疼痛、腹肌紧张、会阴及腹壁肿胀、不能排尿、尿血等症状。

【扫查方法】

患者取仰卧位，采用7.0~12.0 MHz的线阵探头，横切时在阴茎体部显示左、右阴茎海绵体和尿道海绵体，在阴茎根部显示左、右阴茎海绵体脚和尿道球，在阴茎头部可显示阴茎末端。纵切时在阴茎背左、右侧分别显示左、右阴茎海绵体长轴图像，在阴茎背面正中显示尿道海绵体和其内的尿道；探头向阴茎根部移动可分别显示左、右阴茎海绵体脚和尿道球；探头向阴茎头部移动可显示阴茎末端。

【超声表现】

1.皮肤及皮下组织挫裂伤：皮肤、皮下组织局部连续性中断，回声不均匀，血流信号无明显异常；海绵体回声均匀，白膜回声连续。

2.海绵体挫伤：阴茎形态饱满，阴茎皮肤、海绵体白膜回声连续性完整。海绵体内见一个或多个回声不均区或见梭状、小片状无-低回声区，边界清晰，其内无明显血流信号，可有海绵体动脉局部受压、走行弯曲伴流速增快。如伴有阴茎海绵体动脉损伤，双侧阴茎海绵体可明显肿胀，回声不均，呈筛窦状，局部可见低-无回声区，边界欠清，CDFI显示内可见红蓝镶嵌血流信号，可测及高速动脉血流频谱（图6-5-12）。

3.海绵体白膜破裂：阴茎局部肿胀增厚，阴茎海绵体白膜线强回声连续性部分或完全性中断、模糊，可见不规则片状低回声区、无回声区或回声杂乱区，形态多不规则，与周围分界欠清，内部多无血流信号，周边可见点、片状血流信号。

4.前尿道损伤：尿道裂伤及完全性断裂表现为尿道壁的连续性部分或完全性中断，其周围可有少量无回声区。超声检查对尿道损伤的诊断缺乏特异性，应结合顺行排尿、逆行灌注充盈、诊断性导尿及X线逆行尿道造影等综合判断。

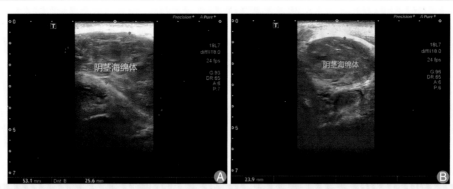

A. 左侧海绵体前侧，"品字"形结构上方组织增粗，结构紊乱，其内可见混合回声区，边界欠清，形态欠规则，其范围约 53 mm×27 mm×24 mm，与后尿道关系密切；B. 横切面显示阴茎海绵体挫裂伤，结构紊乱，回声分布不均匀。

图6-5-12　左侧阴茎海绵体挫裂伤

参考文献

[1] SKIDMORE C，SAUREY T，FERRE R M，et al. A narrative review of common uses of ophthalmic ultrasoundin emergency medicine[J]. J Emerg Med，2021，60（1）：80-89.

[2] 游宇光. 彩色多普勒高频超声诊断眼外伤后眼内病变的价值[C]//中国超声医学工程学会. 中国超声医学工程学会第十一届全国眼科超声医学学术会议论文汇编. 北京：中国超声医学工程学会，2018：2.

[3] 过姿芳，张珍东. 高频超声诊断在眼外伤的临床价值分析[J]. 医学影像学杂志，2015，25（11）：2031-2033.

[4] 李栋军，陈伟，王子杨，等. 眼外伤所致眼内病理膜的彩色多普勒超声诊断特点[J]. 中华眼视光学与视觉科学杂志，2014，16（11）：655-658.

[5] 黄晓波，孙志敏，吴莹，等. 机械性眼外伤住院患者477例的临床分析[J]. 中国眼耳鼻喉科杂志，2017，17（4）：265-269.

[6] SINGH G，JAISWAL R，GULATI N，et al. A case of idiopathic thyroid abscess caused by Escherichia coli[J]. J Community Hosp Intern Med Perspect，2019，9（2）：159-161.

[7] 王雯娟，王清，陈兆杰. 急性化脓性甲状腺炎的诊断进展[J]. 中国实验诊断学，2020，24（1）：157-162.

[8] 李守震，吴晓丽，王军，等. 梨状窝瘘及其所致甲状腺脓肿的超声诊断[J]. 中华超声影像学杂志，2016，25（10）：917-919.

[9] 王小花，潘尹，林益怡，等. 超声在小儿先天性梨状窝瘘诊断中的价值[J]. 中国超声医学杂志，2016，32（10）：865-867.

[10] HONG M J，NA D G，LEE H. Diagnostic efficacy and safety of core needle biopsy as a first-line diagnostic method for thyroid nodules：a prospective cohort study[J]. Thyroid，2020，30（8）：1141-1149.

[11] AHN S H. Usage and Diagnostic yield of fine-needle aspirationcytology and core needle biopsy in

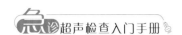

thyroid nodules：a systematic review and meta-analysis of literature published by Korean authors[J]. Clin Exp Otorhinolaryngol，2021，14（1）：116-130.

[12] 周伟，周丹，詹维伟，等. 超声引导下甲状腺结节细针穿刺抽吸活检术后出血原因分析[J]. 外科理论与实践，2016，21（2）：146-149.

[13] 中国妇幼保健协会乳腺保健专业委员会乳腺炎防治与促进母乳喂养学组. 中国哺乳期乳腺炎诊治指南[J]. 中华乳腺病杂志（电子版），2020，14（1）：10-14.

[14] LUKASSEK J，IGNATOV A，FAERBER J，et al. Puerperal mastitis in the past decade：results of a single institution analysis[J]. Arch Gynecol Obstet，2019，300（6）：1637-1644.

[15] 陈孝平，汪建平. 外科学[M]. 8版. 北京：人民卫生出版社，2013.

[16] 苏志娟. 高频超声和彩色多普勒血流显像在腹股沟斜疝诊断中的临床应用研究[J]. 影像研究与医学应用，2020，4（6）：155-157.

[17] 梁燕，王思逸，廖明松，等. 嵌顿性腹股沟疝的急诊超声检查价值[C]//中国声学学会微声学分会，四川省声学学会，山东省声学学会，等. 中国西部声学学术交流会论文集. 声学技术，2018：3.

[18] CHANG Y J，YAN D C，LAI J Y，et al. Strangulated small bowel obstruction in children[J]. J Pediatr Surg，2017，52（8）：1313-1317.

[19] 姬永浩，顿国亮，刘建学，等. 绞窄性肠梗阻患者彩色多普勒超声表现[J]. 中华医学超声杂志（电子版），2012，9（2）：146-147.

[20] 中国医促会泌尿健康促进分会，中国研究型医院学会泌尿外科学专业委员会. 睾丸扭转诊治安全共识[J]. 现代泌尿外科杂志，2019，24（6）：434-437.

[21] ERNST S，SAAR M，BRENNEIS H，et al. Segmental testicular infarction：case series and literature review of a rare diagnosis in men with acute testicular pain[J]. Urol Int，2018，101（1）：114-116.

[22] 刘良，李守宾，高博，等. 节段性睾丸梗死二例报告[J]. 中华泌尿外科杂志，2020，41（3）：229-230.

[23] 魏国李. 高频超声联合CDFI在急性附睾炎诊断中的效能分析[J]. 中国性科学，2020，29（5）：12-15.

[24] IZZO L，IZZO S，PUGLIESE F，et al. The role of imaging in penile fracture Our experience. Ann Ital Chir，2019，90：330-334.

[25] 陈伟，柴青芬，阴海霞. 高频彩色多普勒超声诊断男性生殖器闭合性损伤39例分析[J]. 中国男科学杂志，2016，30（5）：57-60.

[26] 梁荣喜，薛恩生，叶琴，等. 高频超声联合彩色多普勒血流成像对阴茎损伤的分型价值[J]. 中华超声影像学杂志，2019，28（7）：625-628.

[27] 苏瑞. 超声诊断在阴茎疾病中的应用价值[J]. 中华男科学杂志，2018，24（2）：163-167.

[28] TRINCI M，CIRIMELE V，FERRARI R，et al. Diagnostic value of contrast- enhanced ultrasound（CEUS）and comparison with color Doppler ultrasound and magnetic resonance in a case of scrotal trauma[J]. J Ultrasound，2020，23（2）：189-194.

[29] WANG A，STORMONT I，SIDDIQUI M M. A review of imaging modalities used in the diagnosis and management of scrotal trauma[J]. Curr Urol Rep，2017，18（12）：98.